Die
MÄNNER HAAR FORMEL

Endlich frei von Schuppen, Kopf-hautjucken und Haarausfall

EXTRA: EXPERTEN-TIPPS FÜR EINEN GEPFLEGTEN BART

herbig

Inhalt

Mit den Haaren lachen ... **5**

Das A und O: Kopfhaut und Haare bürsten ... **9**
Porentiefe Anregung ... **11**
Extra: Expertentipp: So bürsten Sie Ihre Haare gesund ... **13**
Die Haarbürste – Ihr wichtigstes Werkzeug ... **18**
Extra: Expertentipp: richtiges Haarewaschen ... **24**

Der Mann und seine Schuppen ... **29**
Das Problem einer trockenen Kopfhaut ... **30**
Extra: Gegen Schuppen »anbürsten« ... **34**
Keime und Hefepilze ... **37**
Was tun bei Schuppenflechte? ... **42**
Extra: Expertentipp: Spülungen und Haarkuren ... **49**

Haarausfall – ein verbreitetes Männerproblem ... **53**
Warum fallen Haare aus? ... **54**
Extra: 19 Gründe für Haarausfall ... **55**
Die Bedeutung einer gesunden Ernährung ... **65**
Extra: Was führt zu einer Übersäuerung? ... **70**
Extra: Die Haarmineralanalyse ... **73**
Blick in unser Inneres ... **75**
Extra: Ein »beliebter« Pilz: Candida albicans ... **80**

Der Einfluss der Psyche **82**
Extra: Expertentipp: die männlichen Wechseljahre **84**
Alopezie – diffuser Haarausfall **88**

Volles und gesundes Haar – was kann ich dafür tun? **99**
Den Haarwuchs anregen **100**
Extra: Expertentipp: Spirulina und Kieselsäure für eine
natürliche Entgiftung **106**

Beim Barte des Mannes – Haare im Gesicht **113**
Bartpflege leicht gemacht **114**
Alles für einen prächtigen Bart **122**
Extra: Expertentipp: den Bart zum Wachstum anregen **124**

Alles auf einen Blick: der Mann, sein Haar, sein Bart **129**
Grundlagen zur Pflege **130**
Die richtige Kopfhautpflege **134**
Die richtige Haarpflege **139**
Die richtige Bartpflege **141**

Danksagung

Ich danke jedem Mann, der es wagt, sein eigenes Klischee zu durchbrechen.

Mit den **Haaren** lachen

Seit mehr als 30 Jahren setzt sich der Haarpraktiker Michael Rogall mit gesunden Lösungen für schönes Haar auseinander. In diesem Buch dreht sich alles um das Männerhaar.

Liebe Herren,
Ich spreche Sie direkt an, denn dieses Buch ist ausschließlich für Sie gedacht! Ihr Haar ist ein lebendes Organ und möchte gerne und gut gepflegt werden. Vermutlich halten Sie dieses Buch in den Händen, weil Sie der Ansicht sind, dass in diesem Bereich bei Ihnen aktuell noch Luft nach oben ist – oder weil Sie unter Haar- und Kopfhautproblemen leiden.

Drei kraftvolle Sätze, die die Essenz meiner über 30-jährigen Erfahrung als Haarpraktiker und den vielfachen Austausch mit meinen Kunden widerspiegeln, möchte ich Ihnen zu Beginn mit auf den Weg geben, denn Haar und Kopfhaut als Gesundheitsbarometer im Fokus haben sich zu einer immens spannenden, täglichen Arbeit in meiner Haarpraxis entwickelt:

»Ihre Kopfhaut und Ihr Haupthaar spiegeln Ihre Gesundheit wider.«
»Was in den Körper hineinkommt, wächst über Ihr Haar wieder heraus.«
»Ihre Kopfhaut ist eine maßgebliche Zone der Entgiftung.«

Keine Sorge also, es gibt grundsätzlich Hoffnung! Auch wenn ich manchmal als Haarpraktiker, wenn Männer in meiner Haarsprechstunde sitzen, feststellen muss, dass für die gewünschte Auffrischung des Haarwuchses die Zeit bereits abgelaufen ist, weil »Mann« zu lang gewartet und lieber im

Stillen gelitten hat, bevor er sich dazu entschließen konnte, etwas für sich zu tun. Scheinbar muss also der Leidensdruck bis zu einem Maximum anschwellen, und die eigene Haarunzufriedenheit wird meist zuerst mit sich selbst ausgemacht, bis Männer sich endlich professionellen Rat holen.

Schuppen oder Haarausfall werden als normal betrachtet, denn schließlich trifft es ja »früher oder später doch jeden«. Die Hoffnung, vom »Hubschrauberlandeplatz« auf dem Kopf absolut verschont zu bleiben, zieht sich durch die gesamte Männerlandschaft. Doch mit diesem Ratgeber rund um das Männerhaar ist nun Schluss mit jeglichem Verdruss! Es ist möglich, sich schon frühzeitig prophylaktisch um Haar- und Kopfhautstärkung zu kümmern.

Wussten Sie, dass es über 19 bekannte Gründe gibt, warum das Haar ausfallen kann? Wussten Sie auch, dass Sie bei den allermeisten Gründen selbst gegensteuern können? Und dabei auch noch Schuppen und Juckreiz auf dem Kopf dauerhaft loswerden, um sich endlich pudelwohl fühlen?

Dieses Buch soll Ihnen allen Mut machen, denn zu jedem Haar- und zu jedem Kopfhautproblem gibt es eine Lösung. Dazu sind nur sehr wenige Produkte nötig, was ganz sicher im Sinne jeden Mannes ist. Mit diesem Buch lernen Sie, gleichzeitig auch Ihre Gesundheit besser zu schätzen und zu schützen, denn ein imposanter Haarschopf bedingt sich durch die gesunde Kraft von innen. Eventuell müssen Sie hier und da ein klein wenig umdenken, vielleicht an der einen oder anderen Stelle auch mal ein klitzekleines bisschen Disziplin und Geduld aufwenden. Aber je freier die Kopfhaut wird und je kräftiger das nachwachsende Haar sich anfühlt, umso leichter wird es Ihnen fallen, dranzubleiben. Glauben Sie mir, auch Ihre Haare können bald wieder lachen ... und der Bart gleich mit!

Ihr Michael Rogall
Köln 2024

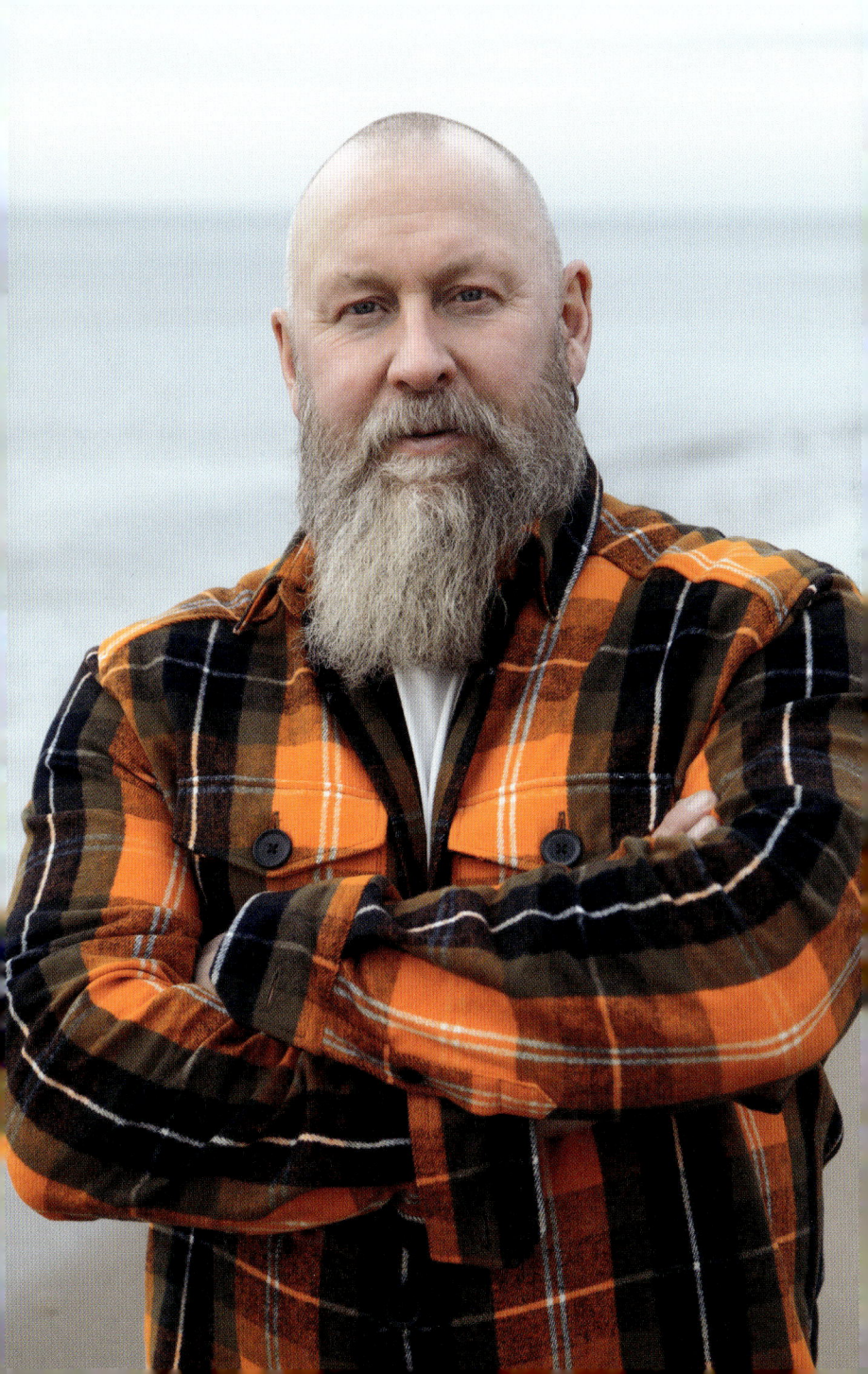

Das A und O: Kopfhaut und Haare bürsten

Dreh- und Angelpunkt in der Pflege der Kopfhaut und zur Erhaltung des Haupthaars ist das Bürsten mit einer Naturhaarbürste. Wird die Kopfhaut nach Möglichkeit täglich gebürstet, verschwinden nahezu 80 % der lästigen Symptome wie Jucken oder Brennen, aber auch Schuppen und Ablagerungen von Pflegeprodukten.

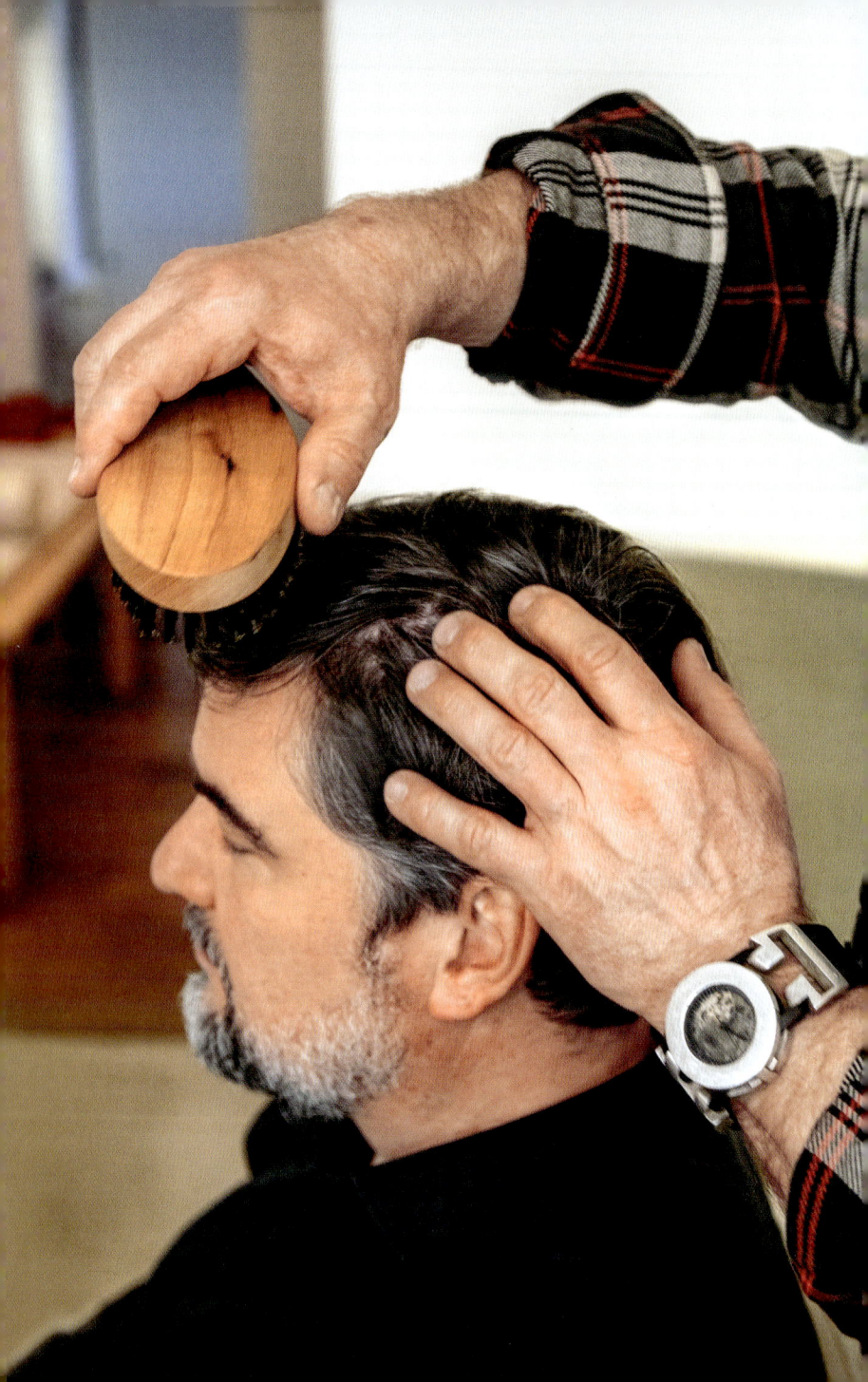

Porentiefe Anregung

So können Sie gegen einen möglichen Haarverlust regelrecht »anbürsten«. Bürsten öffnet die Kopfhautporen, nachwachsende Haare finden leichter ihren Weg ins Wachstum, und die stärker durchblutete Kopfhaut verankert die Haare deutlich besser. Ehrlich gesagt, komme ich mir manchmal vor wie der Zahnarzt, der Sie ermahnt, sich die Zähne besser zu putzen und das Zahnfleisch für eine bessere Durchblutung häufiger zu massieren. Genau das Gleiche müssen wir nämlich regelmäßig für die Durchblutung der Kopfhaut tun. Die Borsten unserer Bürste sollten immer vom Wildschwein kommen, am besten vom chinesischen Wildschwein, da dieses besonders harte Borsten hat. Zudem sind Wildschweinborsten wie das menschliche Haar beschaffen, nur viel dicker im Durchmesser, und können so Fett, Schmutz und Schuppen effektiv aus unserem Haar aufnehmen und abtransportieren – aber dazu mehr auf den folgenden Seiten.

Das Kopfhautbürsten hat bei mir oberste Priorität in der Haarsprechstunde, jeder Kunde bekommt diesen angenehmen Bürstenstrich zu spüren. Über diesen sensorisch positiven Effekt hinaus ist das Bürsten für mich ein extrem wichtiges Diagnosemittel zur Bestimmung von Kopfhautreaktionen, wie z. B. Verfärbungen, Abschuppen der Kopfhaut oder Haarverlust. Somit befinden wir uns bereits jetzt schon im wichtigsten Kapitel dieses Buches. Wenn Sie bis hierher alles gelesen haben, sind Sie schon ein ganzes Stück weiter auf dem Weg zu schönem Haar.

Sie leiden bereits an Haarausfall? Dann bitte unbedingt sofort das Kopfhautbürsten durchführen. Aber dabei keine Angst vor Haarverlust haben, denn mit einer guten Naturbürste können keine Haare ausgerissen werden. Das geht gar nicht! Haben sich beim Bürsten Haare in der Bürste verfangen, befinden sich diese schon in der Ausfallphase und können leider nicht mehr gerettet werden. Diese alten Haare müssen sogar weichen, denn durch das Kopfhautbürsten schaffen Sie schneller Platz für das neu nachwachsende Haar. Zusätzlich werden durch die verstärkte Durchblutung der Kopfhaut der »aufstrebende Nachwuchs« angeregt und die Haarwurzeln (Follikel) verankert. Im Gegensatz dazu beeinflussen jegliche Haarwasser oder andere Pflegeprodukte die Kopfhaut zunächst einmal an der Oberfläche und dringen nur über gezielte Massage in die Kopfhautporen ein.

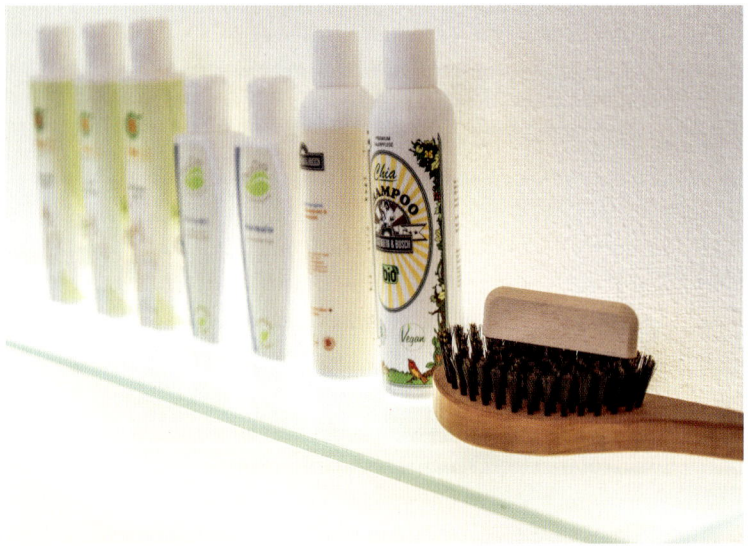

Weniger ist oft mehr für Ihre Haar- und Kopfhautpflege.

Expertentipp: So bürsten Sie Ihre Haare gesund

Das richtige Bürsten regt sofort das tiefere Bindegewebe, dessen Durchblutung und Entschlackung an und fördert immens die mineralische Versorgung und somit auch immer das Haarwachstum. Sie müssen wissen: Jedes Haar ist an einen eigenen Blutkreislauf angeschlossen! Durch das Bürsten kommt der Blutkreislauf nicht nur an der oberflächlichen Kopfhaut, sondern auch im dortigen tieferen Bindegewebe in Schwung. Jeder Haarfollikel besitzt ein eigenes Blutgefäß zur besseren Sauerstoffversorgung und sogar ein Lymphgefäß zur Verteilung von Nährstoffen und zum Abtransport von »Schlacken«. Mit Schlacken sind Gewebsablagerungen und Stoffwechselabfallprodukte, z. B. Säuren, alte Fette und Proteine gemeint. Mit der Bürstenmethode unterstützen wir die Regeneration, Stärkung und Reinigung der Kopfhaut innerlich und äußerlich.

Jegliche Ablagerungen auf der Kopfhaut bewirken einen Durchblutungsstau, bis hin zum Verschließen der Kopfhautporen. Daraus folgen »hausgemachter« Haarausfall, Jucken oder Brennen auf der Kopfhaut oder schwere Schuppenprobleme. Das Bürsten wirkt äußerlich wie ein Peeling: Verhornte Hautzellen, Schuppen und jegliche Ablagerungen werden von der Kopfhaut gelöst. Die Kopfhaut wird frei, die Kopfhautporen öffnen sich. Schweiß, Fette und Säuren können nun ungehindert austreten und lagern sich nicht mehr im unteren Hautgewebe ab. Vorhandene Irritationen können dadurch abklingen, etwaiges Jucken lässt nach und Entzündungen heilen schneller aus.

Bei Kopfhautjucken bewirkt das Bürsten auch eine Art Gegenreiz: Unter dem intensiven Striegeln lässt jede verspannte oder auch richtig harte Kopfhaut förmlich »los«! Spannungen werden abgebaut, sofort erhöht sich der Blutfluss, ein wohliges Kribbeln ist auf der Kopfhaut zu spüren. Vielleicht am Anfang noch etwas ungewohnt, aber mit jedem gebürsteten Tag wird es zu einem vertrauten Ritual. Diese intensive Massage kann regelrecht süchtig machen, Sie spüren sofort die positive Veränderung auf dem Kopf. Eine zu trockene Kopfhaut wird durch das Kopfhautbürsten wieder zum Nachfetten angeregt, und eine überfettete Kopfhaut kann Überschüsse schneller abtragen und sich so wieder normalisieren. Schuppen haben keinen Halt mehr. Ein gesundes Milieu auf der Kopfhaut ist angeregt, gestärkt, entschlackt, regeneriert, entspannt und somit ausgeglichen.

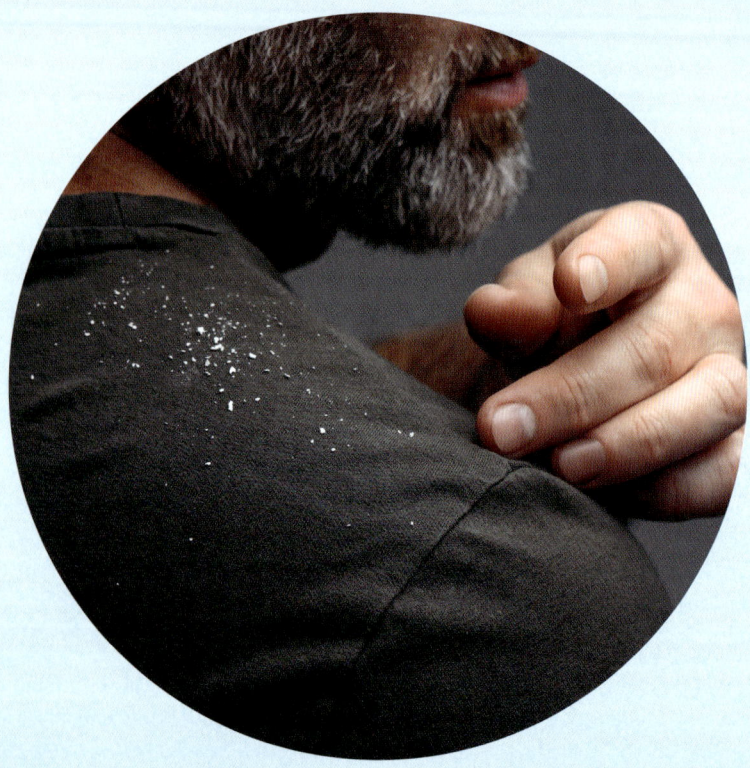

Schuppen sind eine besonders auffällige und lästige Form der Hautablagerungen.

Überflüssig: zusätzliche Produkte

Durch das tägliche Bürsten verändert sich das Haarwaschverhalten. Die Kopfhaut bleibt länger frisch, muss weniger oft mit Shampoo gewaschen werden, und längeres Haar erhält mehr natürliches Volumen, da das Bürsten das Haar vom Ansatz mehr »hochhebt«. Eine sehr gut durchblutete Kopfhaut unterstützt, dass das Haar sich dauerhaft immer mehr aufrichtet und einen vitaleren Stand vorweist. Mann braucht dann weniger Stylingprodukte, damit es wie gewünscht liegt. Sind weniger verklebende Stoffe im Haar und auf der Kopfhaut abgelagert, braucht es auch weniger Haarwäschen. Darüber hinaus kann der pflegebewusste Mann dann getrost auf Haarspülungen verzichten, die in der Werbung gerne als Allheilmittel angepriesen werden. Im Gegensatz zu diesen Produkten mit ihren Schuppen verursachenden Inhaltsstoffen Silikon und Polyquaternium, die das Haar verkleben, butterweich machen und jede Spannkraft verlieren lassen, kommen Sie mit dem täglichen Haarebürsten gar nicht erst in den unschönen Kreislauf von Haar- und Kopfhautproblemen, der sich nach jeder Haarwäsche verschlimmert.

Also, Männer, lasst es! Bürstet nur stattdessen. Am liebsten täglich oder wann immer es während der Körperpflege passt. Der Kopfhauttalg beinhaltet alles, wirklich alles, was die Haut und das Haar brauchen. Weitere sogenannte »Pflegeprodukte« werden damit überflüssig, denn das Bürsten erledigt diesen Teil schon für uns. Und: Die gestriegelte Schuppenschicht lässt den Glanz und auch die eigene Haarfarbe intensiver erscheinen. Der hauteigene Säureschutzmantel, gebildet aus den körpereigenen Ausscheidungen, also Talg, Schweiß und Mineralien, wird mit der Wildschweinbürste mikrofein bis in die Haarspitzen verteilt. Diese körpereigene Haarkur nährt und schützt das Haar und bindet die Feuchtigkeit.

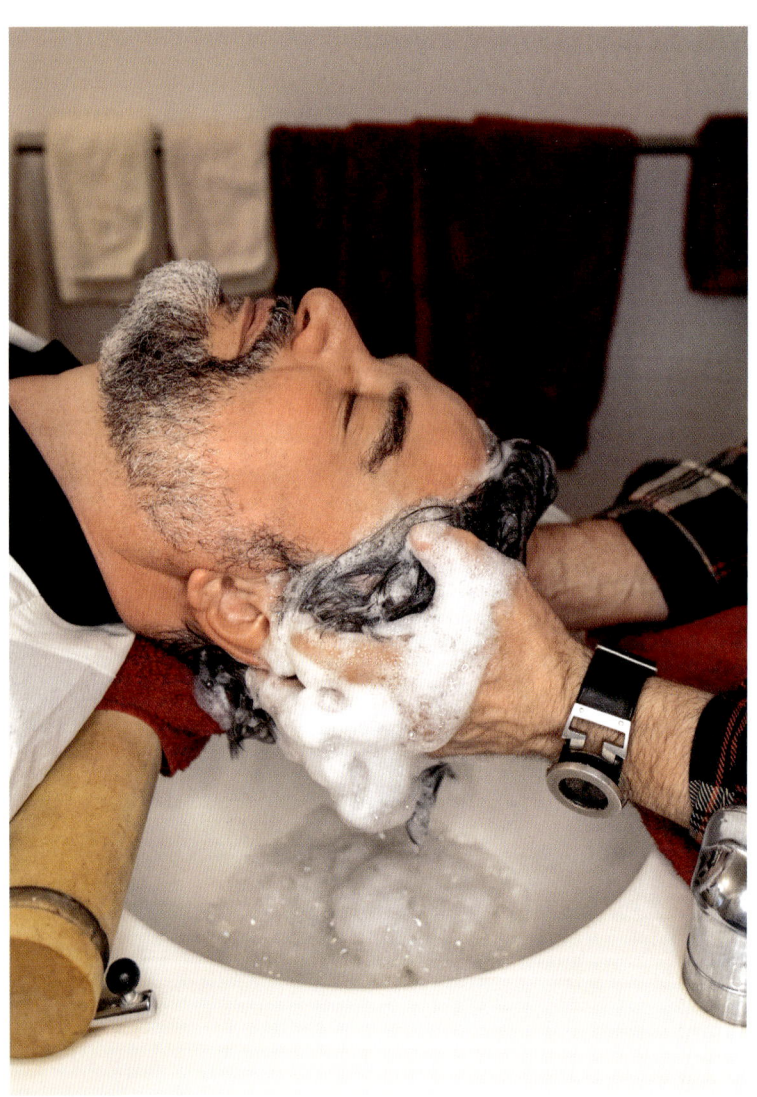

Ein 20-minütiges Haarwaschritual auf meiner Haarwaschliege

Ist Haarwaschtag, mit oder ohne Shampoo, sollte die Bürstenpflege vorher durchgeführt werden. Bevor Sie also in die Dusche steigen, bitte unbedingt vorher den Kopf ausgiebig mit der Bürste bearbeiten. Die Haarspitzen erhalten mehr Eigenfett und trocknen beim Haarewaschen nicht aus. Wenn klar ist, morgen früh ist Haarwaschtag, könnte man auch am Vorabend kurz vor dem Zubettgehen schon bürsten. Je mehr Stimulation die Kopfhaut und je mehr Striegeln das Haar erfährt, umso schöner wird es dauerhaft.

Im Jahreslauf

Im Sommer neigt die Kopfhaut dazu, eher fettig und glänzend zu sein, während sie im Winter eher wachsartig und matt erscheint. Dies liegt daran, dass der Stoffwechsel im Winter verlangsamt ist, wodurch die ausgeschiedenen Hautfette konzentrierter sind, um die Haut vor Kälte effektiver zu schützen. Zusätzlich führt im Winter der Wechsel zwischen verschiedenen Klimazonen, beispielsweise von der Kälte draußen in beheizte Räume, dazu, dass die Lipide abwechselnd erstarren und wieder weich werden.

Die Haarbürste – Ihr wichtigstes Werkzeug

Eine solide Haarbürste besticht in ihrer Verarbeitung durch die Qualität des Holzes und der Naturborsten. Birnbaumholz eignet sich am besten, denn es ist wasserabweisend und wird deshalb vor allem im Schiffsbau verwendet. Die härtesten Wildschweinborsten stammen vom chinesischen Wildschwein. Aufgrund seiner Ähnlichkeit mit dem menschlichen Haar und seiner enormen Festigkeit können Wildschweinborsten Fett, Schmutz und Schuppen aus unserem Haar aufnehmen und abtransportieren. Gleiches wird also mit Gleichem behandelt.

Die Wildschweinborsten des ersten Schnitts sind besonders fest und weisen am Ende der Borste helle, runde Köpfchen auf – ähnlich wie die Watte beim Wattestäbchen. Mit diesen Köpfchen waren die Borsten vormals in der Haut des Wildschweins verankert. Jetzt, in der Bürste verarbeitet, schützen diese davor, dass beim Haarebürsten keine Kratzer oder Mikroverletzungen auf der Kopfhaut entstehen.

Auch die Form der Haarbürste ist wichtig: Eine qualitativ gute Bürste sollte zunächst mit der Hand verschmelzen. Das Holz sollte sich schmeichelnd anfühlen und die Bürste gut in der Handfläche liegen, damit man den höchsten Druck bei den Bürstenstrichen ausübt. Idealerweise ist der Bürstenkörper nach innen oval geformt, um die Gegenform zur Kopfhaut zu bilden. Dort, auf dieser Innenseite, sind immer kurze und lange Borsten in den Holzkörper eingestanzt. Das hat den Grund, dass die langen Wildschweinborsten durch Ihr Haar bis zur Kopfhaut vordringen. Dort lösen sie Schuppen und Ablagerungen, während die kurzen Borsten durch die entstehende elektrostatische Ladung diese verstärkt aufnehmen und aus dem Haar abtransportieren. Die Borsten sollten immer etwas weiter auseinandergesetzt sein, damit sie leichter zur Kopfhaut durchdringen können. Sind die Borsten an Ihrer schon vorhandenen Bürste zu dicht gesetzt, haben Sie leider nur eine bessere »Schuhputzbürste« gekauft.

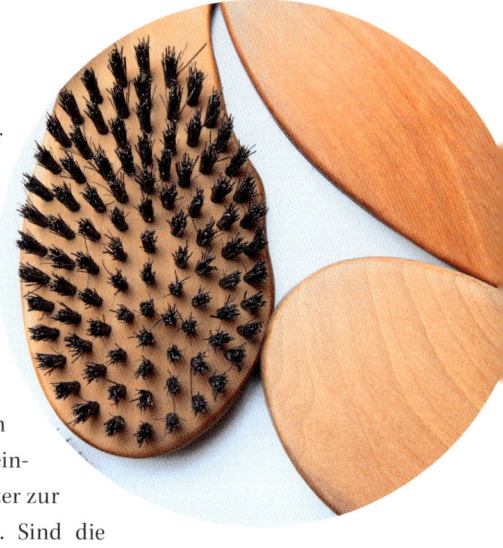

Organisch geformte Bürsten, die meinem Anspruch und Ihren Haaren genügen

Vor etlichen Jahren habe ich mit einem Traditionsunternehmen in der Bürstenherstellung eine Naturhaarbürste entwickelt, die genau nach meinen Kriterien so funktioniert, wie gerade beschrieben. Lange habe ich mit dem Bürstenmacher an dieser organischen Haptik meiner Haarbürste getüftelt sowie an der richtigen Bestückung der Wildschweinborsten.

So funktioniert die Bürstenpflege

Um die Langlebigkeit Ihrer Naturhaarbürste zu erhalten, muss sie gepflegt werden. Da Ihre Naturhaarbürste wie eine »Vorwäsche« agiert, also Rückstände, wie abgelagerte Säure, Talg und Schuppen, von der Kopfhaut aufnimmt, muss die Bürste auch regelmäßig gereinigt werden. Haare in der Bürste sollten zuerst immer mit einem Kamm entfernt werden. Danach schrubben Sie mit dem Bürstenreiniger, einer kleinen schmalen Gegenbürste, die trockene Haarbürste durch. Gehen Sie dabei immer bis auf den Grund der Haarbürste, damit alle Ablagerungen und Schuppen gelöst werden. Bei einer normal funktionierenden Kopfhaut müssen Sie Ihre

Bürste vielleicht nur etwa alle zwei Wochen auswaschen, bei schnell fettender Kopfhaut und bei starken Schuppen anfänglich eventuell alle zwei bis drei Tage, bis die Kopfhaut sich gebessert hat.

Zur Reinigung Ihrer Bürste halten Sie die Borsten unter fließendes Wasser, geben ein paar Tropfen Geschirrspülmittel auf und schrubben hier mit der kleinen Gegenbürste die Fette heraus. Danach mit den Borsten nach unten auf einem Handtuch liegend trocknen lassen, damit das Wasser abfließen kann und nicht den Bürstenboden aufweicht. Zum Schutz des Holzkörpers können Sie gerne etwas Leinöl, Oliven- oder Mandelöl, aber auch

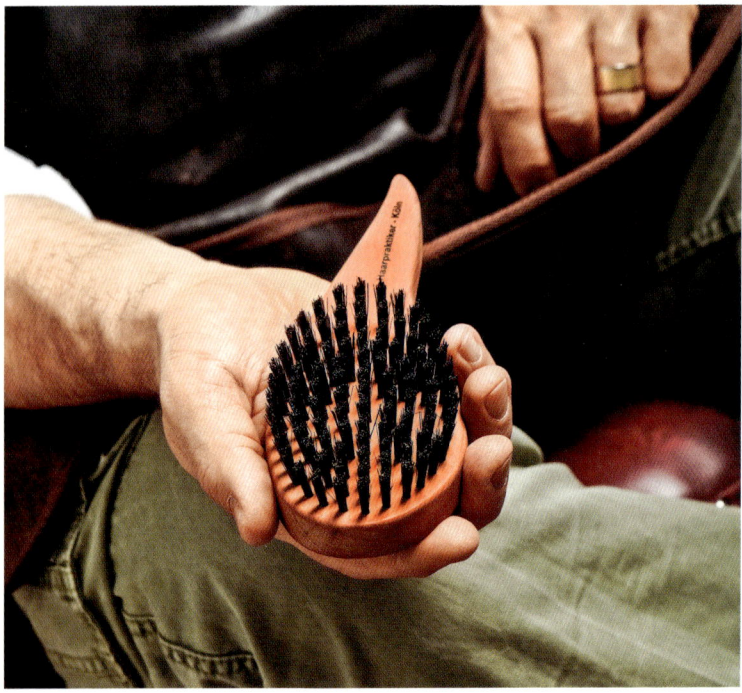

Auch Haarbürsten müssen regelmäßig gereinigt werden!

Bienenwachs verwenden. Wichtig: Wie bei der Zahnbürste, sollte jeder Mensch seine eigene Haarbürste besitzen!

Bürsten als tägliche Wellness

Umgreifen Sie die Bürste immer am Rumpf, denn so üben Sie mehr Kraft auf die Bürste aus, als wenn Sie diese am Stiel greifen. Ein festerer Kopfhautkontakt beim Kopfhaut- und Haarebürsten ist absolut erwünscht. Denn es geht beim Bürsten immer primär um die Kopfhaut, die Haare sind hier zunächst sekundär. Je lieber und länger Sie bürsten, umso besser. Wenn Sie ähnlich wie beim Zähneputzen täglich ca. 2–3 Minuten schaffen, ist das schon ein gutes Ergebnis. Besonders kreislauf- und lymphgefäßanregend ist es, sich gleich morgens vor dem Duschen unter die Herzlinie zu beugen und die Haarbürste vom Nackenhaaransatz fest über die Kopfhaut zum vorderen Haaransatz zu ziehen. Sie folgen also der Kopfform und -rundung. Je mehr Sie die Kopfhaut spüren, umso effektiver. Das Haar bürstet sich dabei automatisch mit. Die Lymphgefäße am Hals und Kopf entschlacken schneller, die massive Durchblutung kommt dem Wachstum jedem Ihrer Haarfollikel positiv zugute. Bei sehr dichtem Haar teilen Sie das Haar scheitelweise ab, um mit der Bürste immer konstant auf der Kopfhaut zu bleiben. Fahren Sie langsam über die Seitenschläfen, dann wieder vom Nacken bis zum Oberkopf.

Mit der anderen, freien Hand streichen Sie durch das gebürstete Haar und beruhigen so die Haarspitzen von der elektrostatischen Aufladung. Diese Ladung ist für das Volumen erwünscht, aber nicht in den Spitzen. Richten Sie sich nach der vorgeschlagenen Zeit wieder auf. Das Blut, das wir in die Kopfhaut gebürstet haben, soll jetzt wieder abfließen und somit auch Verschlackungen des tieferen Bindegewebes der Kopfhaut abtransportieren. Bürsten Sie nun von der Stirn über den Oberkopf zum Nacken hin herunter. Gut ist auch, wenn Sie bewusst über eventuell vorhandene Geheimratsecken und die »Mönchstonsur« am Hinterkopf bürsten. Denn auch hier wirkt die intensive Massage Wunder auf den Haarwuchs, aus Flaumhaaren können so wieder kräftige Haare werden.

Kein Haarwasser setzt so viel in Ihrer Kopfhaut in Gang wie das Bürsten! Da Schuppen sich in den meisten Fällen am Oberkopf befinden, wird das Bürsten gerade hier zur medizinischen Anwendung – viel effektiver als jedes handelsübliche Schuppenshampoo. Wenn Sie bisher noch nie Ihre Haare oder die Kopfhaut gebürstet haben, kann es sein, dass die Kopfhaut die nächsten zwei bis vier Wochen etwas stärker fettet, da sich die Poren öffnen, oder sogar mehr schuppt, da sich alte, verklebte Hautzellen lösen. Bitte gerade dann weitermachen, denn diese Symptome werden sich nach und nach beruhigen. Als schmückendes Beiwerk erhält das Haar mehr Glanz, Fülle und Stabilität.

Hatten Sie einen sehr anstrengenden Tag, können Sie auch abends zum Entstressen die Kopfhaut bürsten. Dabei aber bitte mehr von oben zum Nacken herunterbürsten, um Staus unter der Kopfhaut und überschüssige Spannungen abzuleiten. Abends also nicht mehr kopfüber bürsten, denn es könnte passieren, dass Sie dann nicht gut abschalten und einschlafen können.

Was macht eine gute Bürste aus?

Da Wildschweinborsten ein reines Naturprodukt sind, können sie in der Festigkeit variieren und werden je nach Härtegrad für unterschiedliche Bürsten und Anwendungen hergestellt. Je fester die Wildschweinborsten sind, umso stärker die Durchblutung. Extrafeste Borsten sind sehr gut geeignet, bei sehr dichter Haarstruktur optimal die Kopfhaut zu erreichen. Auch langes Haar braucht eigentlich eine festere Borste. Männer, die gerne Druck auf der Kopfhaut mögen, sollten sich auch immer für eine besonders feste Bürste entscheiden. Bei normalem kurzen Haar kann eine mittelfeste Bürste völlig ausreichen. Weiche Borsten hingegen sind nur etwas für Glatzenträger oder für eine hyperempfindliche, ja schon schmerzhafte Kopfhaut. Wird so eine Kopfhaut mit der Zeit druckunempfindlicher, rate ich immer zum Wechsel zu einer festeren Bürste, um diese Wohltat in der Haarpflege zu vertiefen. Kleinstkinder kann man auch über die weiche Bürste an Haarpflege gewöhnen. Wer

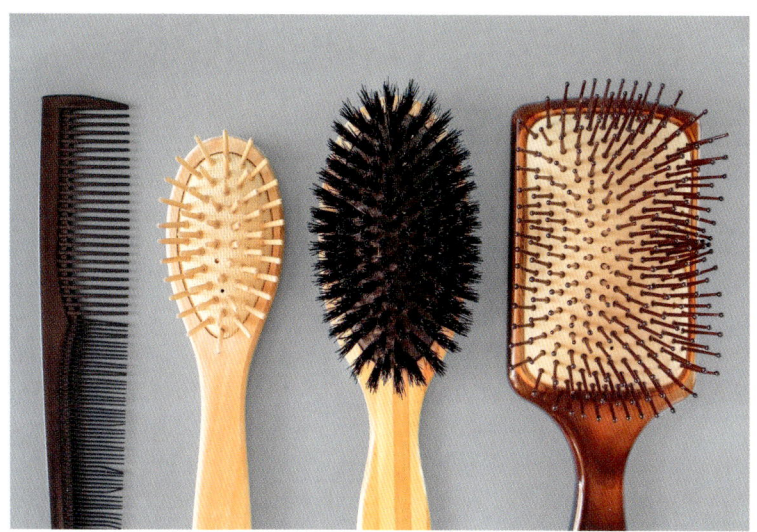

Sehr entscheidend bei der Haarpflege ist die Bürstenwahl.

eine Chemotherapie hinter sich gebracht hat, fängt am besten auch zuerst mit einer weichen Haarbürste an, die Kopfhaut zu »streicheln«.

Öfter werde ich gefragt, woran man minderwertige Naturbürsten erkennt. Nun, billig produzierte Bürsten haben oft keine langen und kurzen Borsten. Die Abfälle der Wildschweinborsten wurden einfach gerade und gleich kurz abgeschnitten und weisen auch keine charakteristischen weißen Köpfchen zum Schutz der Kopfhaut mehr auf. Das Ergebnis? Ein stumpfes Gefühl beim Bürsten bis hin zum Kratzen und Schwierigkeiten beim Durchkämmen der Haare. Die Borsten sind oft so dicht beieinander angeordnet, dass sie nicht durch das Haar dringen, sondern nur die Oberfläche »touchieren« und leider die elektrostatische Aufladung Ihres Haars umso mehr verstärken. Gehen Sie also keine Kompromisse bei der Qualität Ihrer Haarbürste ein und wählen Sie eine, die Ihrem Haar die Pflege gibt, die es verdient.

Expertentipp: richtiges
Haarewaschen

Wie man seine Haare richtig wäscht, ist eine der häufigsten Fragen in meinen Beratungen: Bei regelmäßigem Bürsten gemäß der oben genannten Anleitung ist tägliches Haarewaschen oft nicht erforderlich. Haare sind heutzutage selten stark verschmutzt, außer es wird möglicherweise viel schweißtreibender Sport betrieben, oder Mann hat einen Job, in dem er Stäuben und Emissionen ausgesetzt ist. Wer viele Stylingprodukte benutzt, neigt ebenfalls zu Ablagerungen und Verklebungen auf dem Haar.

Wenn Sie täglich duschen und das Haarewaschen als Wohlfühlritual genießen, verwenden Sie am besten ein mildes Shampoo, da neutrale Shampoos die Kopfhaut weniger beeinflussen. Spezialshampoos wie z. B. Anti-Fett- oder Anti-Schuppen-Shampoos können die Kopfhaut negativ beeinflussen, denn nach dem Waschen dauert es etwa sechs bis acht Stunden, bis sich der pH-Wert der Kopfhaut wieder normalisiert hat.

Weniger ist mehr

In vielen Fällen ist weniger mehr – auch noch aus einem anderen Grund: Moderne Shampoos und Duschgels sind konzentrierter als vor 30 Jahren. Kleinere Verpackungen wurden umweltfreundlicher, aber die Nutzer verwenden oft einfach zu viel Produkt. Viel hilft nicht immer viel, denn dies kann Kontaktallergien, trockene Haare und Kopfhautprobleme verursachen.

Hat sich dann zudem noch der Oberkopf von Haaren gelichtet, ist das Ganze für die Haut und die vorhandenen wenigen Haare noch aggressiver. Die empfindlichen, sich zurückbildenden Haare können durch diese Waschkonzentrate richtiggehend glasig austrocknen. Rötungen und Juckreiz auf der Kopfhaut, bis hin zu Waschekzemen, sind dann förmlich »hausgemacht«. Im schlimmsten Fall kommen noch Ablagerungen dazu, die mit der Zeit immer sichtbarer werden und sich als Schuppen tarnen - wieder einer dieser Kreisläufe, die es zu durchbrechen gilt.

Darum verdünne ich Shampoos grundsätzlich, bevor ich sie auf die Kopfhaut gebe. Wird außerdem ordentlich mit dem richtigen Produkt das Haar gewaschen und zudem die Kopfhaut gebürstet, verschwinden sofort 80 Prozent der typischen Haar- und Kopfhautprobleme. Und das innerhalb der ersten sieben bis 30 Tage der Anwendung.

Welches Shampoo ist gut?

Auf den allermeisten Produkten in Drogeriemärkten sehen Sie, dass die ersten fünf bis sechs Inhaltsstoffe in Shampoos und Duschgels fast immer gleich sind. Diese erstgenannten, vielfach billigen, chemischen Inhaltsstoffe sind in hohen Mengen im Produkt enthalten, während die letztgenannten am wenigsten vorhanden sind. Sogar teure Designerprodukte verwenden oft die gleichen Grundzutaten und unterscheiden sich nur in Farbe und Duft. Ein herkömmliches Haarwaschprodukt enthält 20–35 Inhaltsstoffe, ein biologisches Shampoo dagegen etwa nur sechs bis zehn. Die ökologischen Produkte sind auf ihre Essenz und reinigende Fähigkeit reduziert. Und: Diese wenigen Inhaltsstoffe sind pflanzlich und biologisch abbaubar. Schaumverstärker, Silikone und Paraffine haben hier keinen Platz. Das ist definitiv schonend für Haare, Kopfhaut und die Umwelt.

Aufpassen gilt auch bei Produkten mit »spezieller Wirkung«. Hier wirbt die gängige Kosmetikindustrie mit besonderen Inhaltsstoffen, aber diese Wirkstoffe sind oft nur in »homöopathischen« Mengen am Ende der Deklaration enthalten. Ja, sie werden wie versprochen im Produkt verwendet, aber positive Effekte, wie z. B. den Haarausfall zu stoppen, können nur höchst selten damit erzielt werden. Die kurze Einwirkzeit beim Haarewaschen verringert zudem die Wirkung der Pflegekomponenten weiter. Ein Haarwasser, welches auf der Kopfhaut verbleibt, kann der Kopfhaut Nährstoffe liefern, aber normale Waschmittel können das nahezu nicht. In der Regel müssen und sollten Shampoos auch nicht lange einwirken, außer bei medizinischen Shampoos für spezielle Probleme wie Hefepilze und Läuse.

Sind die Kopfhautporen erst mal künstlich richtig verstopft, können die neu nachwachsenden Haare nicht mehr aus den Poren herauswachsen und diese verkümmern förmlich mit der Zeit im Untergrund der Kopfhaut, wodurch ebenfalls eine hausgemachte Haarlichtung entsteht. Mit der Umstellung auf ein biologisches Shampoo dauert es rund 2–3 Monate, bis Sie das Gefühl haben, wieder »echtes« Haar auf dem Kopf zu haben und bis die Kopfhaut im Normalzustand ist. Ein relativ langer Zeitraum, also fangen Sie besser gleich damit an!

Großes Thema: Silikon

Doch nun folgt das nächste Dilemma: Sich für silikonfreie Produkte zu entscheiden, nachdem man von den Nebenwirkungen von Silikon auf Haare, Kopfhaut und Umwelt erfahren hat, ist eine kluge Wahl. Doch beim Lesen der Inhaltsstoffe auf einer Shampooflasche, die »frei von Silikon« bewirbt, kann man auf Polyquaternium stoßen und sich fragen: Was ist das nun wieder?

Polyquaternium ist eine Art von Mikroplastik, das ähnlich wie Silikon wirkt, aber noch schädlichere Auswirkungen auf unsere Gesundheit und Umwelt haben kann. Kosmetikhersteller verwenden es oft als Ersatz für Silikon, da seine Nebenwirkungen weniger bekannt sind. Es bildet einen verschließenden Film auf Haut, Haaren und Nägeln und wird daher in Shampoos, Duschgels, Conditionern, Hautcremes, Körperlotionen und Nagelpflegeprodukten

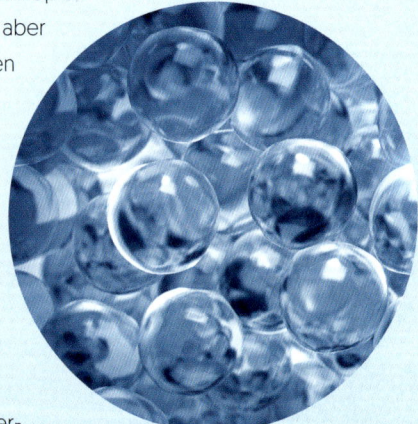

Der reinste Kitt – Silikon auf der Kopfhaut

eingesetzt. Spuren von Polyquaternium auf Handtüchern oder Kleidung sind schwer zu entfernen, da der Stoff aufgrund seiner positiven Ladung Schmutzpartikel und Farbteilchen anzieht. Dies führt zu hartnäckigen Kunststoffflecken auf dem Material. Um Polyquaternium vollständig zu entfernen, wäre es erforderlich, die Kleidung bei etwa 120 Grad zu waschen, was aber die Fasern beschädigen würde.

Stellen Sie sich vor, Ihre Haare und Kopfhaut sind mit Polyquaternium überzogen. Um es rückstandsfrei zu entfernen, müssten Sie Ihre Haare mit 120 Grad heißem Wasser waschen – das würde niemandem gut bekommen. Entfernen wir uns vom Plastik auf der Haut. Jeder Boykott von Mikroplastik und Silikon hilft der Umwelt, in Form zu bleiben und alle Lebewesen gesund zu erhalten!

> **Folgende Inhaltsstoffe, die u. a. auf »-cone« enden, zeigen Silikon an:**
>
> **WASSERLÖSLICH:** Trideceth-12, Dimethicone Copolyo, Cetrimonium Chloride, Dimethicone copolyol, Hydrolyzed Wheat Protein, Hydroxypropyl, Polysiloxane, Lauryl methicone copolyol
>
> **BEDINGT WASSERLÖSLICH:** Amodimethicone, Behenoxy Dimethicone, Stearoxy Dimethicone
>
> **NICHT WASSERLÖSLICH:** Cetearyl methicone, Cetyl Dimethicone, Cyclomethicone, Cyclopentasiloxane, Dimethicone, Dimethiconol, Stearyl Dimethicone, Trimethylsilylamodimethicone

Der Mann und seine **Schuppen**

Im Allgemeinen kann die Kopfhaut, ähnlich wie die Haut am restlichen Körper, dazu neigen, trocken zu sein. Bei Männern mit einem höheren Testosteronspiegel kann zudem die Kopf- und Gesichtshaut tendenziell trockener wirken. Testosteron ist das Hormon, das Männer antreibt und ihnen ihre körperliche Stärke und Durchsetzungsfähigkeit verleiht. Es verhornt aber auch eher die Haut und lässt sie dadurch trockener wirken.

Das Problem einer
trockenen Kopfhaut

Schuppen sind das häufigste Kopfhautproblem bei Männern, Anti-Schuppen-Shampoos haben deshalb einen extrem großen Marktanteil. Es sei vorweggenommen: Kein handelsübliches Anti-Schuppen-Produkt hat mich bisher wirklich überzeugt. Doch Schuppen sind nicht gleich Schuppen. Die Arten der Abschuppungen sind vielfältig und die Ursache muss spezifisch ermittelt werden, um wirklich schuppenfrei zu werden. Die verschiedenen Schuppenarten geben auch Hinweise auf die Hauterneuerungsrate.

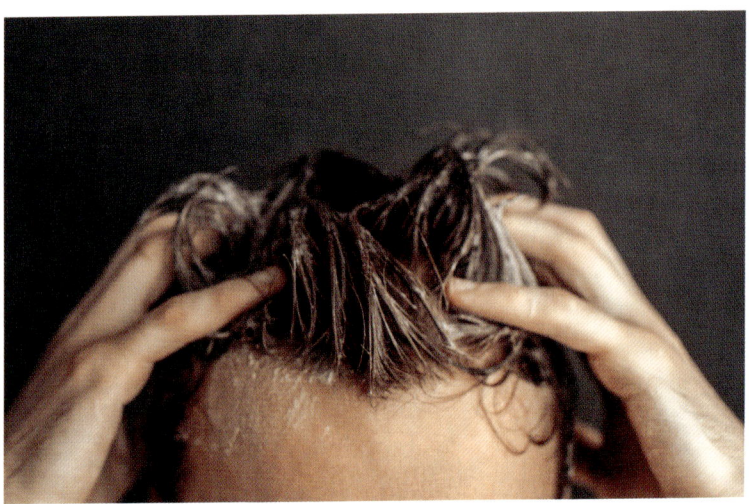

Schuppenshampoos leisten meist weniger, als sie versprechen.

Typische Wirkstoffe gegen Schuppen in Shampoos

Wirkstoff	Erklärung	Wirkung
Zink Pyrithione	Zinksalz des Pyrithion	antibakteriell/antimykotisch
Selensulfide	Verbindung als Schwefel	schuppenlösend; Selen wirkt als Fungizid
Pirocton olamin	Ethanolaminsalz	als Fungizid und antibakteriell
Salicylsäure	Verwendung auch als Konservierungsstoff	antimikrobiell
Bifonazol	Antimykotikum	baut sich nur schwer in der Umwelt ab

Herkömmliche Schuppenshampoos können zwar durch ihre aggressiven Wirkstoffe möglicherweise die verhornten Hautpartikel entfernen, trocknen aber die Kopfhaut aus.

Wenn Sie von Schuppen betroffen sind, empfehle ich Ihnen dringend, die detaillierten Beschreibungen der verschiedenen Schuppensymptome aufmerksam zu lesen. Dadurch können Sie möglicherweise Wege finden, aus dem Zyklus der Schuppenbildung auszubrechen.

Wodurch entstehen Schuppen?

Schuppen, fein wie Staub, zeichnen sich durch abgelagerte Salze bei starkem Schwitzen aus. Sie entstehen auch bei zu flüchtigem Haarewaschen, was eine schlechte Reinigung der Kopfhaut bedeutet. Trockene Haut bedeutet häufig trockene Kopfhaut, dies zeigt sich an **kleinen, weißen Schuppen**.

Fettige Kopfhaut wiederum hat zu viel Talg – die so verklebten und abgestorbenen Hautzellen machen sich in **gelblichen Schuppen** bemerkbar. Zu geringes Ausspülen des Waschmittels ergibt **mehligen, manchmal klebrigen »Grieß«**. Das können dann Ablagerungen von Paraffinen, Silikonen, Polyquaternium oder Acryle sein aufgrund bestimmter Shampoos und Stylingprodukte.

Zu viel unverdünntes Shampoo (oder Shampookonzentrat) und aggressive Tenside (z. B. vom Duschgel) auf dem Kopf ergeben **kleine weiße**

Schuppen mit möglichem Kopfhautjucken. Die Kopfhaut kann auch mit einer allergischen Reaktion auf Inhaltsstoffe der benutzten Produkte reagieren. In diesem Fall gehen die **Schuppen mit Rötungen und Jucken** einher. Allergische Reaktionen auf konsumierte Lebensmittel ergeben eine trockene, manchmal gerötete Haut mit der Tendenz, sich zu schuppen.

Abgelagerte Schlacken in der Kopfhaut, verursacht aus einer Kombination von überschüssigen Fetten, Säuren und Proteinen, zeigen sich mit eher **weichen Schuppen, manchmal beige bis gelblich** (Lymphbelastung), mit der Tendenz zu verklumpen.

Durch Übersäuerung oder starkes Ausschwitzen von Harnsäure kann es zu einer **geröteten Kopfhaut** kommen, die wie verätzt wirkt und brennen kann. Die Schuppen sind dann oft ein Zeichen von einer Abheilung der Haut. Unerkannte Schuppenflechte, stellenweise oder auf der ganzen Kopfhaut, zeigt sich in **feinen bis dicken, silbrigen Schuppen**, manchmal leicht staubig. Diese lassen sich entweder leicht ablösen oder sie sind verhärtet wie ein Panzer.

Bei Hefepilzen auf der Kopfhaut sind **große, weiche, oft gelbliche Schuppen** zu sehen, zusätzlich riecht die Kopfhaut und ist möglicherweise gerötet. Ein hoher Testosterongehalt, wie bei trockener Haut, weist **kleine weiße Schuppen** auf. Auch Stress kann zu Schuppen führen, was auf verspannte Kopfhautareale und eine geringe Durchblutung hindeutet.

Schuppen mit Kopfhautjucken

Schuppenbildung in Verbindung mit Kopfhautjucken kann durch unterschiedliche Faktoren verursacht sein. Hier gilt es, ein wenig Detektivarbeit zu leisten, um wirkungsvoll gegenzusteuern. Wie wir nun wissen, können allergische Reaktionen auf Produktablagerungen folgen (s. S. 15), zudem, wenn Schweiß nicht aus der Kopfhaut ungehindert austreten kann.

Eine effektive Methode zur Behandlung von juckender und schuppiger Kopfhaut ist die Verwendung von stark verdünntem Salzwasser. Viele Menschen mit Schuppenproblemen sind am Meer oft beschwerdefrei, da die basische Salzbelastung in der Luft und im Wasser dazu beiträgt. Zusätzlich spielt die intensive Sonneneinstrahlung in den Sommermonaten eine Rolle und lässt unsere Haut gesünder aussehen. Besonders im Sommer findet im Körper eine erhöhte Zellteilung statt, was zu schnellerem Haar- und Bartwachstum führt. In unseren nordischen Breitengraden kann die Zellteilung bereits ab September aufgrund des sinkenden Sonnenlichts nachlassen. Wenn Sie im Sommer schuppenfrei sind, können die ersten Anzeichen von Schuppen ab September wieder auftreten. Mit dem Rückgang der Sonnenstunden verlangsamt sich der Stoffwechsel, wir schwitzen weniger, die Haut ist weniger durchfeuchtet, wirkt trockener. Die Lichtexposition des Sommers führt dazu, dass die Hautzellen sich verdicken, um sich zu schützen. Im lichtarmen Winter ist dieser Schutz nicht mehr erforderlich.

Es gibt verschiedene Behandlungsmöglichkeiten: Weißlichtlampen können helfen, die Haut wieder in einen gesunden Zustand zu bringen und sogar Melan-

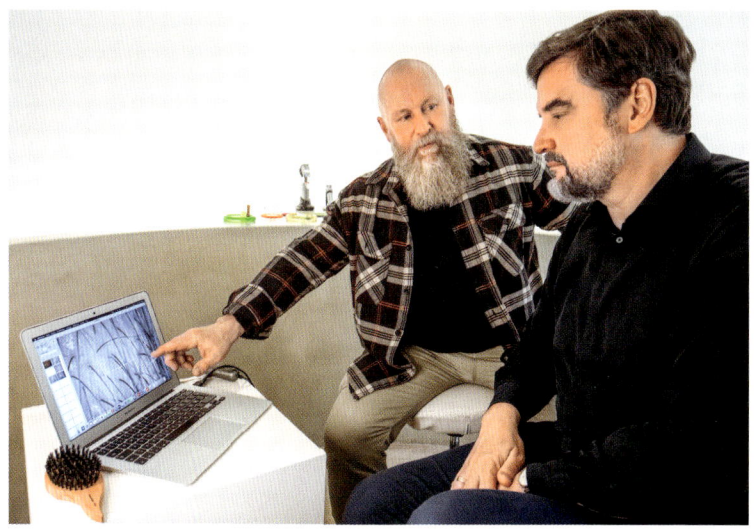

In meiner Haarsprechstunde berate ich zu Kopfhautproblemen wie z. B. Schuppen.

Gegen **Schuppen** »anbürsten«

Das Kopfhautbürsten schafft Abhilfe bei Schuppen, die künstlichen Ablagerungen entspringen. Die mechanische Reinigung wirkt wie ein Peeling auf der Kopfhaut. Der nächste Schritt wäre, wie auf Seite 13 beschrieben, die entsprechende Ansatzwäsche mit einem neutralen Shampoo. Neutral, damit Silikone & Co. keinen »Parkplatz« mehr vorfinden. Je nach Hartnäckigkeit der Ablagerungen wäre ein basisches Shampoo, z. B. Sanoll Shampoo pH 7,7, ideal, um eine schnellere Tiefenreinigung der Kopfhaut zu erzeugen. Das basische Seifenshampoo wirkt antibakteriell und trägt durch den höheren pH-Wert alte Verhornungen und Hautteilchen ab.

Waschen Sie mit diesem Shampoo behutsam die Haare, damit es seine Wirkung entfalten kann. Prüfen Sie nach der dritten Anwendung, wie sich Ihr Haar anfühlt. Wird es fester, fast stumpfer, sollten Sie die nächsten zwei bis drei Wäschen ein mildes Shampoo verwenden. Danach können Sie wieder zum Seifenshampoo greifen und in diesem Rhythmus abwechseln, bis die Schuppen verschwunden sind. Bis die Kopfhaut wieder porentief rein und das Haar frei von jeglicher Ummantelung ist, kann es von ein paar Tagen bis hin zu sechs Wochen dauern. Also bitte geduldig bleiben.

Fazit: Um sich wirklich komplett von Schuppen zu befreien, ist der erste Schritt immer das Bürsten. Erst danach folgt der Einsatz von richtigem Shampoo.

cholie vertreiben. Alternativ können Sie Salzstücke aus dem Himalaya kaufen und ein kleines Stück davon in einen Liter warmen Wassers legen. Wenn es vollständig aufgelöst ist (was einige Stunden dauern kann), können Sie das Salzwasser gut umrühren und etwa 50 ml in eine Verdünnerflasche geben. Verteilen Sie dieses Salzwasser auf Ihrer gewaschenen Kopfhaut und lassen Sie es dort wirken, ohne es auszuspülen. Es beruhigt und neutralisiert die Kopfhaut. Unterstützend können Sie morgens einen Esslöffel von diesem Salzwasser in eine Tasse mit warmem Wasser geben und diesen Mix auf nüchternen Magen trinken. Es hilft, den Körper zu entsäuern und unterstützt die Ausscheidung von Stoffwechselresten. Außerdem liefert das leichte Salzwasser Mineralien.

Schuppen mit brennender, geröteter Kopfhaut

Die Symptomatik von Schuppen mit brennender und geröteter Kopfhaut deutet darauf hin, dass die Kopfhaut möglicherweise stark übersäuert ist und sich Ablagerungen bis in die Kapillargefäße gebildet haben. Diese Ablagerungen bestehen aus organischen Rückständen, die aus der Nahrung stammen, beispielsweise fermentierte Proteine, Säuren und Fette. In solchen Fällen reagiert die Kopfhaut mit verstärkter Schuppenbildung, um sich von diesen Säuren und Rückständen zu befreien. Ähnlich wie bei Schuppenflechte versucht die Haut, »etwas« loszuwerden, da besonders die Kopfhaut ebenso wie die Körperhaut ein Entgiftungsorgan ist.

Die Durchblutung der Kopfhaut und der Haut am Rücken ist jedoch im Vergleich zur restlichen Hautfläche geringer.

Himalayasalz in Wasser aufgelöst kann auf der Kopfhaut Wunder bewirken.

Daher können hier Ablagerungen, verstopfte Poren und Rötungen aufgrund von Übersäuerung auftreten. Die Kopfhaut kann in diesen Bereichen auch fester und härter erscheinen, da die Durchblutung blockiert ist. Auch hierfür wäre ein basisches Shampoo meine erste Wahl, um die überschüssigen Säuren zu neutralisieren. Männer haben ein lebenslanges Thema mit Übersäuerung, da sie nicht natürlicherweise entsäuern wie Frauen während der monatlichen Blutung. Deshalb sollten sie sich bewusst sein, wie wichtig es ist, den Körper zu entsäuern und zu entgiften.

Über die Füße **entgiften**

Da unser Körper auch über die Füße Schadstoffe ausscheidet, insbesondere bei Schweißfüßen, können basische Fußbäder sehr effektiv sein. Saunabesuche fördern jegliche Ausscheidung von Stoffwechselrückständen, und das regelmäßige Abreiben des Körpers mit Badebürsten oder Kokosschwämmen kann zusätzlich hilfreich sein. Je mehr Anreize Sie dem Körper zur Entgiftung bieten, desto schneller kann sich die Kopfhaut normalisieren. Mit etwas Disziplin gesunde Maßnahmen konsequent umgesetzt, führt ganz bestimmt zu einem gesünderen und langen Leben.

Keime und Hefepilze

Keime und Hefepilze können die Kopfhaut vieler Menschen beeinflussen, wobei sie in den meisten Fällen glücklicherweise harmlos sind. Das Problem entsteht erst, wenn diese Mikroorganismen übermäßig wachsen. Ein vermehrtes Keim- und Pilzwachstum erfolgt oft aufgrund vorübergehender, übermäßiger Schweiß- und Talgdrüsenaktivität, wodurch ein optimaler Nährboden für diese Organismen entsteht. In solchen Fällen können sie sich um bis zu 500 Prozent vermehren und zur auffälligen Schuppenbildung führen. Ein seborrhoisches Ekzem ist dann die Folge, was eine Mischung aus fettiger Kopfhaut und Schuppen darstellt. Um dieses Problem anzugehen, empfiehlt sich auch hier die Verwendung eines Seifenshampoos, wie z. B. Sanoll Seifenshampoo pH 7,7, um die Haut gründlich zu reinigen und vor allem zu desinfizieren.

Es juckt und juckt und juckt …

Der Hefepilz, bekannt als Microsporum canis, kann sich auf der Kopfhaut unter den Schuppen ansiedeln, wenn diese nicht ordnungsgemäß entfernt werden. In diesen geschützten Schuppenbereichen kann sich der Pilz schnell ausbreiten, sodass im Grunde jeder gelegentlich einen Hefepilz auf der Haut oder der Kopfhaut haben kann. Stress und Veränderungen im pH-Wert des Körpers beeinträchtigen jedoch das Immunsystem. Diese beiden Faktoren begünstigen, dass sich der Pilz auf der Haut ansiedelt, sich allmählich ausbreitet und zu lästigem Juckreiz führt. Vor allem Männer lassen ihre Haare nach dem Waschen lieber an der Luft trocknen und verwenden manchmal festigendes Gel oder Wachs, um ihre nassen Haare zurückzukämmen. Dies kann zu noch mehr Hefepilzwucherung und juckenden Schuppen auf der Kopfhaut führen, insbesondere am dichtesten Haaransatz am Hinterkopf. Die Kopfhaut bleibt dort oft stundenlang feucht, was ein ideales Umfeld für Kopfhautpilze schafft.

In den meisten Fällen beginnt dies mit Hautveränderungen, die ekzemartig sind und zu schuppiger, geröteter Haut führen. Es können auch Pusteln, nässende Hautstellen und Hautentzündungen auftreten. Ein solcher Kopfhautpilz kann sogar Haarbruch oder -ausfall verursachen. Das Kratzen durch den Juckreiz kann dazu führen, dass Keime und Pilze tiefer in die Haut eindringen, was das Problem verschlimmert. Seien Sie daher vorsichtig bei der Verwendung von scharfen Kämmen und Plastikbürsten. Die empfohlene schulmedizinische Behandlung beginnt mit einem rezeptfreien antimykotischen Shampoo, das den Wirkstoff Ketoconazol enthält. Dieses Shampoo ist in Apotheken erhältlich und kann schnell Juckreiz und Schuppen lindern. Es wird jedoch empfohlen, die Behandlung über einen längeren Zeitraum fortzusetzen. Nach einer etwa zweiwöchigen Pause sollten Sie die Kopfhaut mindestens noch zwei bis drei weitere Male mit dem Anti-Pilz-Shampoo waschen. Wenn Sie Ketoconazol-Shampoo verwenden, ist es ratsam, die Kopfhaut nach dem Waschen zumindest kurz zu föhnen. Ähnlich wie bei Fußpilz hat ein Kopfhautpilz weniger Chancen, sich auf trockener Kopfhaut anzusiedeln, im Vergleich zu dem Milieu, das durch beständig feuchtes Haar verursacht wird.

Es ist auch wichtig, Ihre Haarbürste und Ihren Kamm täglich mit dem medizinischen Shampoo zu reinigen und danach mit einem Desinfektionsmittel zu desinfizieren, um eine erneute Übertragung von Keimen und Pilzen auf die Kopfhaut zu verhindern. Während der Behandlung sollten Sie Ihre Kopfkissen häufiger wechseln und Kopfbedeckungen wie Motorradhelme, Mützen und Caps ebenfalls desinfizierend waschen. Dennoch: Beachten Sie, dieses Shampoo nicht übermäßig lange anzuwenden, da der Wirkstoff Ketoconazol langfristig in den Körper eindringen kann, was bei Schwangeren bereits zu Missbildungen geführt hat. Beim Ausspülen des Shampoos unter der Dusche sollten Sie darauf achten, den Kopf nach hinten zu neigen, um zu verhindern, dass die aggressiven Substanzen in die Augen gelangen. Die empfindliche Haut um die Augen kann sensibel auf diese Substanzen reagieren und mit Juckreiz oder Rötungen reagieren.

Teebaumöl gegen Schuppen

Verwenden Sie stark verdünntes australisches Teebaumöl, um auf natürliche Weise Kopfhautschuppen effektiv zu behandeln. Dieses Poweröl besitzt antibakterielle und antimykotische Eigenschaften. Für ein Kopfhautwasser benötigen Sie keine Alkoholbasis. Destilliertes Wasser und das gewünschte ätherische Öl reichen aus. Geben Sie je nach Verträglichkeit ein bis drei Tropfen Teebaumöl mit ca. 50 ml destilliertem Wasser in ein geeignetes Auftrageflächchen. Schütteln Sie die Mischung gründlich und ausgiebig, um das Teebaumöl in feinste Tröpfchen aufzulösen. Verteilen Sie

Blick nach innen

Ein Kopfhautpilz kann auf einen Pilzbefall im Darm hinweisen. Deshalb ist es ratsam, auch eine innere Behandlung in Betracht zu ziehen, vielleicht einen spezialisierten Arzt oder Heilpraktiker aufzusuchen. Nicht immer zeigt eine durchgeführte Darmsanierung sofort Wirkung und erfordert manchmal einen weiteren Anlauf. Zudem kann es notwendig werden, die Ernährung zumindest vorübergehend umzustellen.

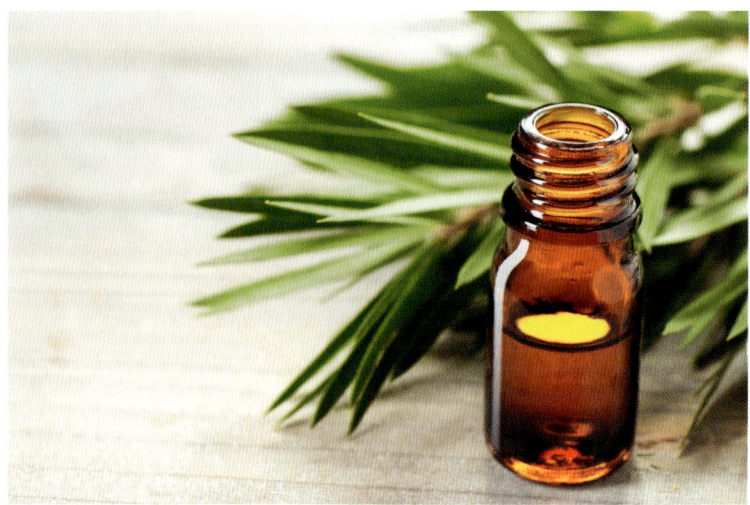

Das australische Teebaumöl hat besondere Kräfte.

diese Lösung auf Ihrer gewaschenen Kopfhaut und massieren Sie sie ein. Achten Sie unbedingt darauf, dass sie nicht in die Augen gelangt. Auf der Kopfhaut entsteht ein angenehm kühlender und leicht betäubender Effekt. Bereits nach kurzer Anwendungsdauer sollte eine deutliche Verbesserung spürbar sein.

Übrigens, bei Fußpilz empfehle ich die Anwendung von Teebaumöl pur, indem Sie es direkt zwischen die Zehen träufeln. Meiner Erfahrung nach verschwindet der Fußpilz bereits nach zwei Tagen Behandlung.

Kräuter und Pflanzen helfen

Die Natur bietet neben Teebaumöl noch zahlreiche weitere Kräuter und Pflanzen, die in der unterstützenden Behandlung von Kopfhautpilz wirksam sind und keine Nebenwirkungen verursachen. Dazu gehören Brennnessel, Wacholder, Rosmarin, Kamille, Lavendel, Birke, Weidenrinde und Schafgarbe.

Viele biologische Shampoos und Haarwasser enthalten diese natürlichen Wirkstoffe. Die direkte Anwendung von Tees und Tinkturen dieser Naturstoffe kann ebenfalls sehr hilfreich sein. Sie besitzen entzündungshemmende, antibakterielle, antimykotische, beruhigende, juckreizlindernde, ausgleichende sowie durchblutungs- und haarwuchsfördernde Eigenschaften. In einem geeigneten Fläschchen (ca. 100 ml) können Sie sich ein Haarwasser ohne Alkohol, basierend auf destilliertem Wasser und ätherischem Öl, wie zuvor beschrieben, selbst herstellen. Wichtig ist, den Inhalt vor dem Auftragen auf die Kopfhaut kräftig zu schütteln.

Wenn Sie vor dem Bürsten Öl auf Ihre Kopfhaut auftragen möchten, lassen Sie es etwa 30–45 Minuten einwirken. Vermeiden Sie längere Einwirkzeiten, da dies bei verschiedenen Hauttypen kontraproduktiv sein kann. Öle reagieren auf Körperwärme und beginnen bei Kontakt mit Sauerstoff aus der Luft langsam zu oxidieren, was nicht für jeden Hauttyp geeignet ist und sogar einen austrocknenden Effekt haben kann.

Nach dieser Zeit können Sie mit dem Öl die aufgeweichten Schuppen vorsichtig und langsam ausbürsten. Vergessen Sie nicht, danach die Bürste gründlich mit Spülmittel zu reinigen. Spülen Sie anschließend das Öl und die eventuell noch vorhandenen Schuppen mit einem milden Shampoo aus oder verwenden Sie marokkanische Tonerde, die mindestens 15 Minuten auf der Kopfhaut einwirken sollte.

Was tun bei
Schuppenflechte?

Wenn Sie von Natur aus eher zu trockener Haut neigen, ist es sehr wahrscheinlich, dass Ihre Kopfhaut ebenfalls trocken ist. Wenn jedoch beständig übermäßig Schuppen auftreten, könnte dies auf Schuppenflechte hinweisen, selbst wenn die Schuppen nur auf der Kopfhaut auftreten und nicht am restlichen Körper. Die Schuppen einer Schuppenflechte sind sehr trocken, lösen sich leicht beim Kratzen und haben oft ein silbriges Erscheinungsbild. Sie können sich lediglich an einigen Stellen der Kopfhaut zeigen oder panzerartig die ganze Kopfhaut ummanteln. In meiner Haarpraxis prüfe ich vorher mit einem stumpfen Kamm, wie leicht oder schwer sich die Schuppen abheben lassen. Zu Beginn sollten Sie bei sich äußerst vorsichtig vorgehen, da die Haut unter den Schuppen je nach Schweregrad der Schuppenflechte sehr empfindlich sein kann.

In Bezug auf Behandlungsmöglichkeiten ist das Bürsten der Kopfhaut in den meisten Fällen die bevorzugte Methode. Bei Schuppenflechte unterliegt die betroffene Hautstelle einem beschleunigten Prozess der Hauterneuerung. Durch das regelmäßige Abbürsten der Kopfhaut können Sie dazu beitragen, die Kopfhaut schneller von den abgestorbenen Hautpartikeln zu befreien. Verwenden Sie zu diesem Zeitpunkt am besten erst einmal eine weiche Haarbürste. Bürsten Sie zuerst bestmöglich den »Schuppenschnee« ab. Abhängig von der Stärke der Schuppung, der Empfindlichkeit der Haut und dem Grad der Trockenheit können im

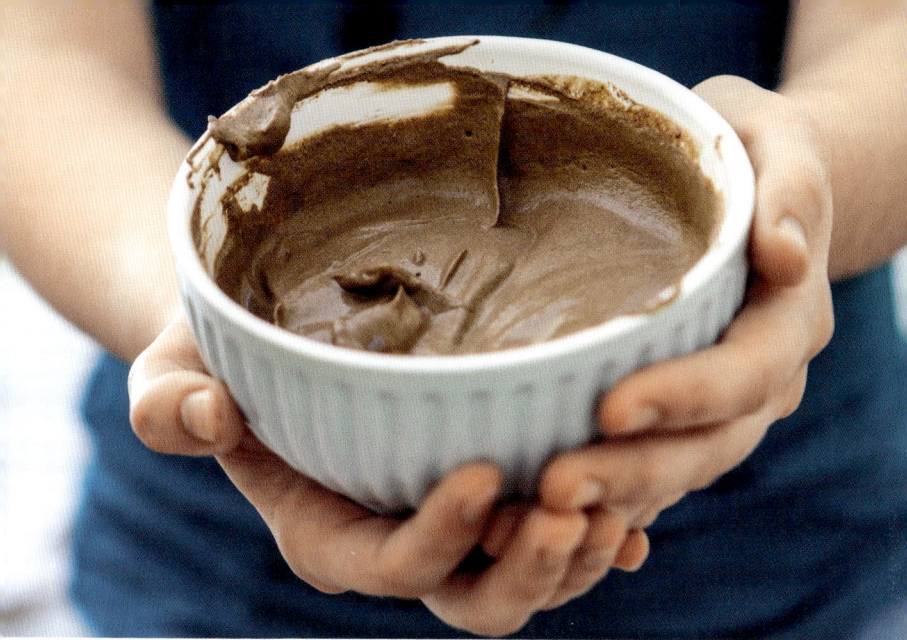

Tonmineralerde hilft tensidfrei bei der Regeneration der Kopfhaut.

schlimmsten Fall Risse oder kleine Wunden auf der Kopfhaut auftreten. Wenn dies bei Ihnen der Fall ist, hören Sie bitte sofort mit dem Bürsten auf. Zunächst sollten Sie die betroffenen Stellen auf der Kopfhaut zum Schutz vor Verletzungen mit kalt gepressten Ölen einreiben. Geeignete Optionen hierfür sind Olivenöl, Nachtkerzenöl oder auch Weizenkeimöl. Olivenöl spendet Feuchtigkeit, Nachtkerzenöl wirkt entzündlichen Hautprozessen entgegen, und Weizenkeimöl ist reich an Vitamin E, wirkt feuchtigkeitsspendend und stärkt gleichzeitig das Haar. Das Öl sollte circa 20–30 Minuten vor dem Kopfwaschen auf den trockenen Schuppenstellen einwirken. Eventuell noch einmal vorsichtig, mit der flachen Seite eines Kamms, die aufgeweichten Schuppenschichten abheben. Gelingt das, kann die Haut darunter oft rosa aussehen, ähnlich wie eine junge Haut ohne Schutzschicht.

Nun würde ich wieder mit dem basischen Shampoo von Sanoll, Shampoo pH 7,7, Öl und Schuppen abwaschen. Dieses Shampoo hilft, alles noch mehr aufzuweichen und abzutragen. Sollten kleine Stellen mit Schuppen übrig bleiben, dann bitte das ganze Prozedere vor der nächsten Wäsche wiederholen: mit Bürste vorarbeiten, einölen und mit dem Kamm Schuppen abheben. Bis die Kopfhaut immer freier wird. Ist die einmal richtig frei geworden, können Schuppen nicht mehr so schnell auftreten, da die Kopfhaut nun die Möglichkeit hat, besser über die Poren zu entsorgen und sich wieder normal zu verdicken. Die Kopfhaut wird langsam widerstandsfähiger. Diese Vorgehensweise ist sicher auch an anderen betroffenen Stellen am Körper möglich. Wer zu extrem empfindlicher Kopfhaut neigt, dem empfehle ich, statt dem basischen Shampoo besser die marokkanische Wascherde zu verwenden.

Mit Schlamm reinigen und heilen

Tonmineralerde aus Marokko, dort als das »Shampoo der Armen«, hier im Handel auch als Lavaerde (Ghassoul) bekannt, ist eine außergewöhnlich natürliche Reinigungsmethode. In meiner damals heftigen Allergiephase habe ich persönlich fast ein Jahr lang nur diese Erde verwendet und auf Seife und Shampoo vollständig verzichtet.

Das mag zunächst widersinnig klingen, da es sich schließlich um »Dreck« handelt, dennoch kann diese feinpudrige Erde die Haut regenerieren und helfen, einen gesunden Säureschutzmantel aufzubauen. Das Besondere an dieser Erde ist ihre hohe schwammähnliche Absorptionsfähigkeit von Fett und Staub, ohne den natürlichen Schutzfilm der Haut zu beeinträchtigen. Nach Verwendung eines herkömmlichen Shampoos benötigt die Haut bis zu acht Stunden, um diesen Schutzfilm wiederherzustellen. Dieses Problem gibt es nicht mit Tonmineralerde!

Die Verwendung von Mineralerde reinigt, heilt und pflegt die Haut. Sie bewahrt die natürliche Schutzfunktion der Haut, beruhigt Talgdrüsen, entfernt Schuppen ähnlich wie ein Peeling und reinigt die Kopfhaut und die Haut porentief, ohne sie auszutrocknen. Die Erde haftet mikrofein am Haarschaft und verleiht den Haaren ein natürliches Volumen. Dadurch werden überschüssige Fette an den folgenden Tagen zwischen den Haarwäschen absorbiert, während die Haare geschmeidig bleiben. Dies ist besonders vorteilhaft für feines Haar.

Darüber hinaus kann die Erde als Gesichtsmaske bei Hautunreinheiten und als Körperpeeling zur Entfernung abgestorbener Hautzellen verwendet werden, was sie für Menschen mit Schuppenflechte interessant macht. Die Erde reizt die Haut nicht und entfernt sanft die silbrigen Schuppen, wodurch die darunter liegende empfindliche Haut sich verdicken und stabilisieren kann. Bei Neurodermitis können Mineralerde-Anwendungen Entzündungen lindern.

Für sehr empfindliche Haut kann die Erde mit Nachtkerzenöl vermischt und als Packung aufgetragen werden, ohne sie in die Haut einzureiben. Tonmineralerde brennt nicht in den Augen und ist daher auch für Kinder eine sichere Option. Kinder können damit in der Badewanne im Schlamm spielen, gleichzeitig sauber werden, ihr natürlicher Hautschutzfilm bleibt bewahrt.

Mit Tonmineralerde kuren

Zum Haarewaschen sollte die marokkanische Tonmineralerde unbedingt die Kopfhaut erreichen, um dort reinigend und beruhigend zu wirken. Bitte keine zähe Paste anrühren, sondern eher ein »Pfützenwasser«. Das partikelhaltige Wasser besitzt ausreichend Reinigungskraft und dringt super bis zur Kopfhaut vor, um dort seine Wirkung zu entfalten. Bei der Anwendung sollten Sie darauf achten, gut umzurühren, da sich die Erde im Wasser absetzt.

Wie ein Löschblatt zieht die Erde Talg, Schuppen etc. an. Massieren Sie nicht unbedingt, es sei denn, Sie haben starke Schuppen, dann können Sie den Peelingeffekt der Erde nutzen. Stehen Sie währenddessen in der Dusche und reiben Sie den Rest des Wassers über Ihren Körper. Lassen Sie diese Mischung je nach Verschmutzungsgrad der Kopfhaut fünf bis 15 Minuten einwirken. Fünf Minuten reichen, wenn die Kopfhaut sauber ist. Je fettiger sie ist, desto länger muss die Erde einwirken, 15 Minuten reichen aber aus.

Nach der Einwirkzeit spülen Sie die Erde schubweise aus und massieren Sie dabei die Kopfhaut gründlich, bis keine Partikel mehr spürbar sind. Je feiner die Tonerde gemahlen ist, desto besser lässt sie sich anwenden. Hat Mann keine Geduld zum Anrühren, gibt es mittlerweile schon fertig angerührte Pasten in Tuben, meistens mit antibakteriellen und antimykotischen ätherischen Ölen versetzt.

Die Tonmineralerde bitte nicht mit Luvos Heilerde aus der Apotheke verwechseln, da es sich um völlig verschiedene Produkte handelt. Luvos Heilerde ist für die innere und äußere Anwendung geeignet, hat jedoch nicht die reinigende Absorptionskraft der marokkanischen Tonmineralerde.

Ökologisch orientierte Unternehmen, die Tonmineralerde anbieten, empfehlen oft eine viel zu kurze Einwirkzeit. Auch wird dazu geraten, Öle hinzuzufügen, um die Pflege zu intensivieren. Es ist jedoch ratsam, dies nicht zu tun, da das Haar dadurch nicht richtig gereinigt wird und verkleben kann.

Tonmineralerde zubereiten

Geben Sie zwei Esslöffel Tonmineralerde in einen Liter warmes Wasser. Wenn Sie einen Duft wünschen, können Sie zwei bis drei Tropfen ätherisches Öl hinzufügen. Sofern Sie allergisch auf Duftstoffe reagieren, lassen Sie diese besser weg. Rühren Sie die Mischung kräftig mit einem Schneebesen um und gießen Sie sie schubweise über Ihre nassen Haare, direkt auf die Kopfhaut.

Echte Seifen und feste Shampoos

Wussten Sie: Ein Stück Seife oder festes Shampoo ersetzt bis zu drei Shampooflaschen!

Die Seife erlebt zum Waschen von Körper und Haaren ein großes Comeback. Mit ausgelöst durch die No-Poo- und die No-Waste-Bewegung, also gar keine Verwendung von Shampoo mehr, und der Mikroplastikverseuchung (abgelagert bis in die kleinsten Meereslebewesen), entsteht endlich das Bewusstsein für die Vermeidung jeglicher überflüssiger Plastikverpackungen. Beim Waschen mit festen Seifen müssen wir zwei grundlegende Prinzipien unterscheiden, denn Inhaltsstoffe und die dazugehörigen pH-Werte sind für ein gutes Reinigungsergebnis absolut entscheidend. Im Handel gibt es die alkalische Seife, mit einem hohen pH-Wert von ca. 7,7 bis 8,5. Alkalische Seifen sind verseifte Fette, das heißt Öle und Fette werden mit Lauge verkocht. Die bekannteste und vegane Variante wäre hier die Alepposeife, bestehend aus Oliven- und Lorbeeröl. Diese Art von Seife dient der tiefen Hautreinigung, Kopfhautjucken und Schuppen werden neutralisiert.

Festes Shampoo in Seifenform stellt eigentlich ein Shampoo oder auch Duschgel, mit den typischen Inhaltsstoffen, gänzlich ohne Wasser dar. Hier haben wir eher saure pH-Werte, die sich dem pH-Wert der Haut angleichen und eher die normale bis trockene Haut unterstützen sollen.

Mein Tipp ist, sich von dem Stück Seife oder Shampoostück einen Keil abzuschneiden und damit, wie mit einem Stift, scheitelweise komplett über die angefeuchtete Kopfhaut zu fahren. Nur so erreichen Sie wirklich die Kopfhaut, wo ja der Talg abgetragen werden muss. Nicht das Haar ist schmutzig, sondern die Kopfhaut bedarf der Reinigung. Das Haar wäscht sich immer automatisch mit. Wichtig ist natürlich auch das anschließende gründliche Auswaschen der Seife.

Ein Problem bei festen Shampoos kann das Trocknen des Produkts nach dem Duschen sein. Im Gegensatz zur alkalischen Seife können die sauren

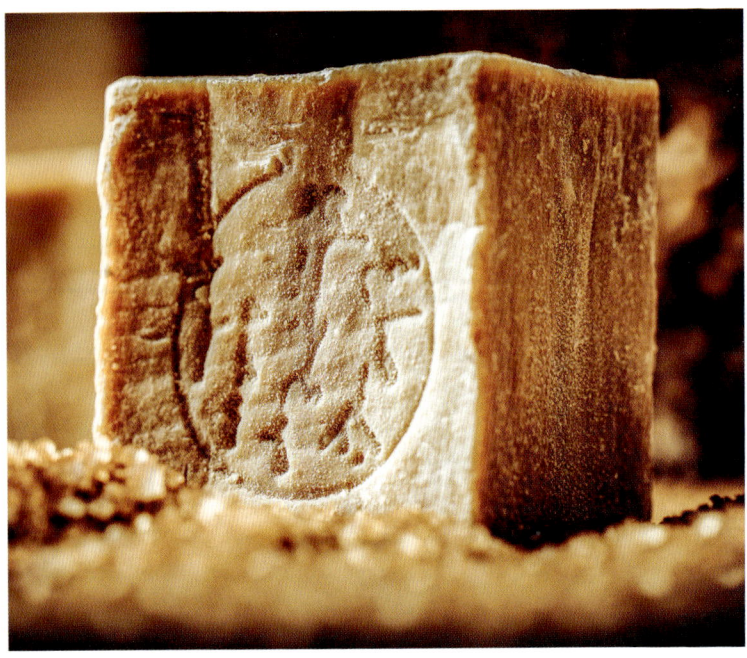

Die Alepposeife neutralisiert Schuppen und ist auch noch vegan.

Varianten durch die dauernde Nässe verkeimen, was wieder neue Kopfhautprobleme produziert.

Ideal wäre hier eine offene Schale, damit das Seifenstück schnell trocknen kann. Zudem können feste Shampoostücke bei der Anwendung bröseln, während die alkalische Seife viel cremiger ist. Zur Abhilfe gibt man das feste Shampoo in einen Beutel (Seifensäckchen) und befeuchtet ihn vor der Wäsche. Der Beutel unterstützt die Schaumbildung und dient außerdem nach der Haarwäsche dazu, das Shampoo zum Trocknen aufzuhängen. So können Sie sicher sein, dass alles hygienisch bleibt.

Expertentipp: Spülungen und **Haarkuren**

Für Männer mit kurzen Haaren sind Haarspülungen und -kuren unnötig, da ihre naturbelassen Haare es eigentlich nicht benötigen. Bei längeren Haaren, die inzwischen auch bei Männern wieder beliebter sind, können Haarspülungen und -kuren verwendet werden, obwohl ich persönlich kein Befürworter dieser Produkte bin. Nach meiner Erfahrung machen Haarspülungen und -kuren die Haare lediglich weich, was oft dazu führt, dass mehr Stylingprodukte verwendet werden, um die weichen Haare zu fixieren, dadurch entstehen weitere, schwer auswaschbare Rückstände. Wie bereits auf Seite 15 erwähnt: Sie tragen Ihre körpereigene Haarkur auf dem Kopf! Nutzen Sie Ihren Säureschutzmantel und machen Sie eine Haarbürstenkur mit der Wildschweinbürste. Bürsten Sie Ihre Haare VOR jeder Wäsche, denn nur so beugen Sie dem Verknoten am Ende vor.

Wenn die Haare etwas trockener sind, kann ein Shampoo mit Ziegenmolkeextrakt oder ein Spray mit Buttermilch zur Nachpflege verwendet werden.

Haarverträglich stylen und fönen

Stylingprodukte spielen eine wichtige Rolle, um das gewünschte Aussehen der Haare und deren Trend zu erzielen. Sie können Textur, Glanz und Volumen verleihen und selbst schlechte Haarschnitte optisch verbessern. Ohne diese Frisurenhilfen sähe es auf vielen Köpfen eher langweilig aus!

Leider enthalten die meisten herkömmlichen Stylingprodukte Kunststoffe, Acryle, Paraffine und Silikone, die sich im Laufe der Zeit auf den Haaren und der Kopfhaut ablagern und das Haar sogar schwerer machen. Nicht richtig ausgewaschen und eventuell mehrmals drauf geschlafen, kann dies zu Problemen wie Schuppen, Rötungen und Juckreiz führen. Acryle flocken förmlich schuppenähnlich aus den Haar, Paraffine und Silikone verstopfen die Poren, meistens vorne am Haaransatz, da hier durch Handhabung mehr Produkt appliziert wird. Es gibt jedoch umweltfreundlichere Alternativen, die leicht auswaschbar sind und keine schädlichen Rückstände hinterlassen.

Ein gutes Haarwachs besteht aus natürlichen Ölen von z. B. Macadamianuss, Sonnenblumenkernen und Jojoba, aus Bienen- oder Olivenwachs, Gersten- oder Reismalz sowie aus Kreide und fein gemahlenem marokkanischem Ton. Diese Inhaltsstoffe können Festigkeit und Stand ins Haar bringen und sind auf jeden Fall leicht auswaschbar.

Haarwasser

Früher verwendeten Männer oft Haarwasser, hauptsächlich zur Vorbeugung von Haarausfall oder zur Verbesserung der Haargesundheit. Heutzutage konzentrieren sich viele Männer-Haarwasser auf das Wachstum der Haare, die Bekämpfung von Schuppen und die Regulierung der Talgproduktion. Manche Produkte versuchen, genetisch bedingtem Haarausfall entgegenzuwirken, insbesondere durch die Reduzierung von freiem Testosteron in der Kopfhaut.

Es gibt kosmetische Haarwasser, die das Haar erfrischen, Glanz und Stärke verleihen, sowie medizinische Haarwasser, die spezifische Haar- und Kopfhautprobleme ansprechen. Die Wahl eines geeigneten Haarwassers sollte auf die individuellen Bedürfnisse der Haare und der Kopfhaut abgestimmt sein. Dies kann feines Haar, fettige Kopfhaut, Schuppen oder Haarausfall einschließen.

Medizinische Haarwasser werden oft erst verwendet, wenn Haarausfall bereits begonnen hat. Ist es dann zu spät? Nicht unbedingt. Die Wirksamkeit vieler frei verkäuflicher Haarwasser wirft jedoch Fragen auf. Die meisten dieser Produkte enthalten Alkohol, insbesondere Ethanol, um die Kopfhaut zu durchbluten und Kräuterextrakte tiefer einzuschleusen. Bei minderwertigen Produkten wird gerne Isopropylalkohol verwendet, der lebertoxisch sein kann. Einige Haarwasser enthalten auch andere schädliche Alkohole wie Benzylalkohol und Propylalkohol, die die Haut austrocknen und schädigen können. Darüber hinaus können Phenoxyethanol und andere Alkohole allergische Reaktionen auslösen und die Kopfhaut irritieren. Dies führt zu Brennen und Austrocknung, was letztendlich kontraproduktiv für eine gesunde Kopfhaut und das Haarwachstum ist.

Haarwasser enthalten Pflanzenextrakte, ätherische Öle und Parfüm. Allerdings sind die Mengen dieser Inhaltsstoffe in herkömmlichen Haarwassern oft begrenzt, um die Kosten niedrig zu halten. In der biologischen Kosmetikszene hingegen werden natürliche Wirkstoffe in höherer Konzentration verwendet, um die Kopfhautpflege effektiver zu gestalten.

Die Wahl eines Haarwassers sollte daher sorgfältig getroffen werden. Achten Sie auf hochwertige und reichhaltige Inhaltsstoffe, insbesondere in biologischen Produkten, um die gewünschten Ergebnisse zu erzielen. Haarwasser können die oberflächliche Haarpflege unterstützen und ein gutes Gefühl vermitteln, aber tiefgreifende Haarregeneration erfordert gezielte Behandlungen wie die Mesotherapie (s. S. 100). Haarwasser können jedoch begleitend zur Mesotherapie angewendet werden.

Haarausfall –
ein verbreitetes Männerproblem

Die Ursachen von Haarausfall sind nicht nur Genetik und Stress. Haarausfall ist häufig eine sehr komplexe Symptomatik mit mehreren Ursachen und betrifft fast jeden Mann in unterschiedlichem Ausmaß.

Warum **fallen Haare aus**?

In meiner Kölner Haarpraxis nehme ich mir aus diesem Grund für jeden Kunden sehr viel Zeit für eine gründliche Diagnose und eine Untersuchung von Haaren und Kopfhaut, einschließlich eines ausführlichen Gesprächs. Wenn täglich über einen längeren Zeitraum hinweg mehr als 150 Haare verloren gehen, spricht man von Haarausfall. Anlagebedingter Haarausfall (androgenetische Alopezie) zeigt sich oft durch die Vorboten Schuppenbildung, Juckreiz und Hautprobleme. Viele Männer leiden meist im Stillen unter Haarausfall, doch eine genaue Diagnose könnte hier helfen, den Verlust zu stoppen oder zumindest noch vorhandene Haare zu stabilisieren.

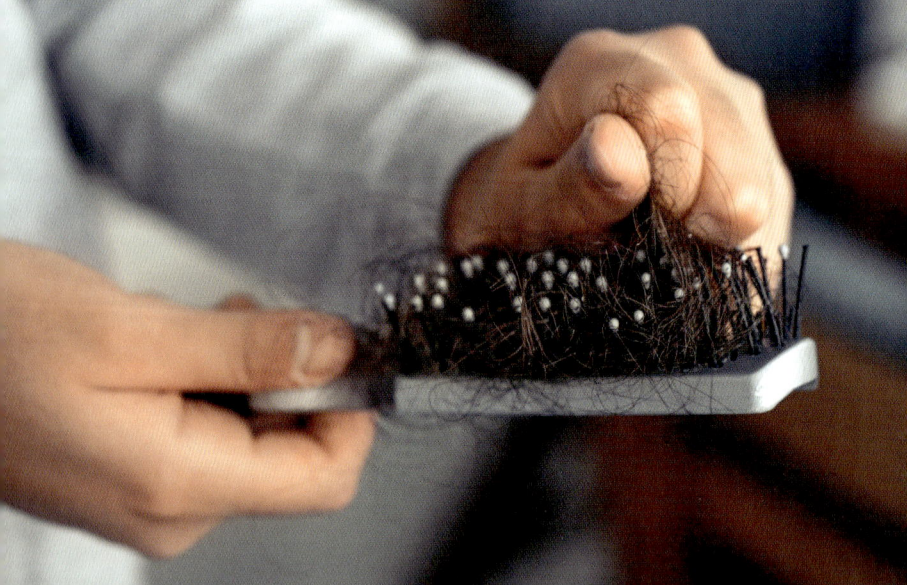

19 Gründe für Haarausfall

- Jahreszeit
- »Haarwurzelkatarrh«
- Spannungshaarausfall und verschlackte Kopfhaut
- falsche Haarpflegeprodukte
- Übersäuerung
- falsche Ernährung
- stille bzw. unerkannte Entzündungen
- Wechseljahre beim Mann
- Depression
- Stress und Burn-out
- Schilddrüsen-Dysfunktion
- Medikamente und deren Nebenwirkungen
- Kopfhautpilze
- Darmpilze
- Operationen und Narkosen
- Vergiftungen durch Metalle, Lösungsmittel und Umweltgifte
- Durchblutungsstörungen durch enge Kopfbedeckungen, stramme Brillen
- Haarkrankheiten durch ein angegriffenes oder autoaggressives Immunsystem
- Genetik

Im Wandel der Jahreszeiten

Das normale Haarwachstum beträgt etwa einen Zentimeter pro Monat, kann aber über den Sommer bei einigen Menschen um das 1,5-Fache beschleunigt sein. Aufgrund des anregenden Einflusses von Licht und erhöhter Aktivität kann im Sommer der Haarwuchs beträchtlich zunehmen. Licht fördert grundsätzlich das Zellwachstum und dadurch den Haarwuchs gleich mit.

Es ist ein von mir beobachtetes Phänomen, dass Kunden seltsamerweise auch in der Zeit um Mitte Januar schnelleres Haarwachstum und kräftigeres Haar aufweisen, wahrscheinlich aufgrund von Urlaub, Erholung und vielfältiger, kompakterer Ernährung über die Weihnachtszeit.

Im Frühling (März bis Mai) kann vermehrter Haarausfall auftreten, bedingt durch das zunehmende Licht und somit einem schneller werdenden Stoffwechsel als erste, natürliche Entgiftung des Körpers. Eine Art Frühjahrsputz. Die sich natürlich einleitende Entgiftung macht Mangelsymptome noch deutlicher spürbar, vor allem einen eventuellen Vitamin-D-Mangel während der Wintermonate. Lassen Sie also ein Nährstoffdefizit gar nicht erst aufkommen. Unterstützen Sie Ihre Ernährung ganzjährig mit hochwertigen natürlichen Mineralstoffen, wie z. B. mit Spirulina-Algen, und Vitamin D. Mittlerweile ist es wirklich so einfach, dem Körper alles zu geben, was er braucht.

Mehr Haare verlieren die Menschen aber auch nach einem besonders heißen Sommer. Die Ausfallphase wird eingeleitet, um den Körper vor Hitze zu schützen. Meistens spürbar und sichtbar spätestens ab September, dieser hört aber nach 4–12 Wochen wieder auf. Wenn Haarausfall in diesen Zeiträumen auftritt, ist es wichtig, die Dauer genau zu beobachten. Manchmal stoppt er abrupt, manchmal schleicht er langsam aus und wird einfach weniger. Sollte er länger als drei Monate anhalten, können andere Gründe dahinterstecken, dann sollten Sie zu diesem Problem die Ursache finden, am besten mit ärztlicher Hilfe.

»Haarwurzelkatarrh«

Als Trichodynie (griech.: trichos = Haar und dynê = Schmerz) wird eine Überempfindlichkeit an der Kopfhaut bezeichnet. Der Volksmund nennt es gerne auch »Haarwurzelkatarrh«. Dieses Überempfinden zeigt sich in einer Bandbreite von Symptomen, die von nervösem Kribbeln, Jucken, Brennen oder Spannungsgefühlen bis hin zu schmerzender Kopfhaut reichen können. Diese Beschwerden können zusätzlich mit Spannungskopfschmerzen und Haarausfall einhergehen. Es wird auch häufig über depressive Verstimmungen und Angststörungen berichtet.

Eine Besonderheit besteht darin, dass selbst unter mikroskopischer Betrachtung häufig keine erkennbaren Veränderungen auf der Kopfhaut festgestellt werden können. Es wird vermutet, dass eine Überproduktion der Substanz P (ein Neuropeptid, das an der Schmerzübertragung beteiligt ist) oder eine vorangegangene Entzündung die Ursache für Trichodynie sein könnten. In chronischen Fällen empfehle ich immer eine Haarmineralstoffanalyse (s. S. 73), um mögliche Belastungen durch Toxine und Metalle zu erkennen. Diese Art von Belastung kann langfristig Nerven und Gewebe durch Entzündungen (s. S. 75 f.) schädigen. Insgesamt berichten 34 Prozent der Patientinnen und Patienten, die wegen Haarausfalls meine Haarsprechstunde aufsuchen, von diesen Symptomen. Daher ist Trichodynie nicht ungewöhnlich.

Spannungshaarausfall und verschlackte Kopfhaut

Ein Großteil der Entgiftung des Körpers erfolgt über die Kopfhaut, was besonders bei kleinen Kindern nach intensivem Spielen am Oberkopf deutlich wird, da sie stark schwitzen. Starke Anspannung und Stress gehen mit Verspannungen einher, insbesondere in Nacken- und Schultermuskulatur. Aus diesem Grund ist Spannungshaarausfall bei Männern weit verbreitet, ebenso wie gerötete und schmerzende Kopfhaut. Diese Spannungen können bis zur Kopfhaut reichen und sie förmlich blockieren. Die Kopfhaut wird dann steif und lässt sich kaum bewegen. Sie kann auch eine weißliche bis gräuliche Färbung annehmen, da die Durchblutung beeinträchtigt ist. Manche Menschen sind aufgrund dessen sehr empfindlich gegenüber Berührungen auf der Kopfhaut. Aber: Verspannungen lassen sich leicht behandeln und schnell lindern. Natürlich zuerst bitte die Kopfhaut täglich kräftig bürsten!

Durch geeignete Lockerungsübungen, Bewegung, kontrollierte Atmung und das Erkennen der eigenen Gefühlslage lassen sich Verspannungen in

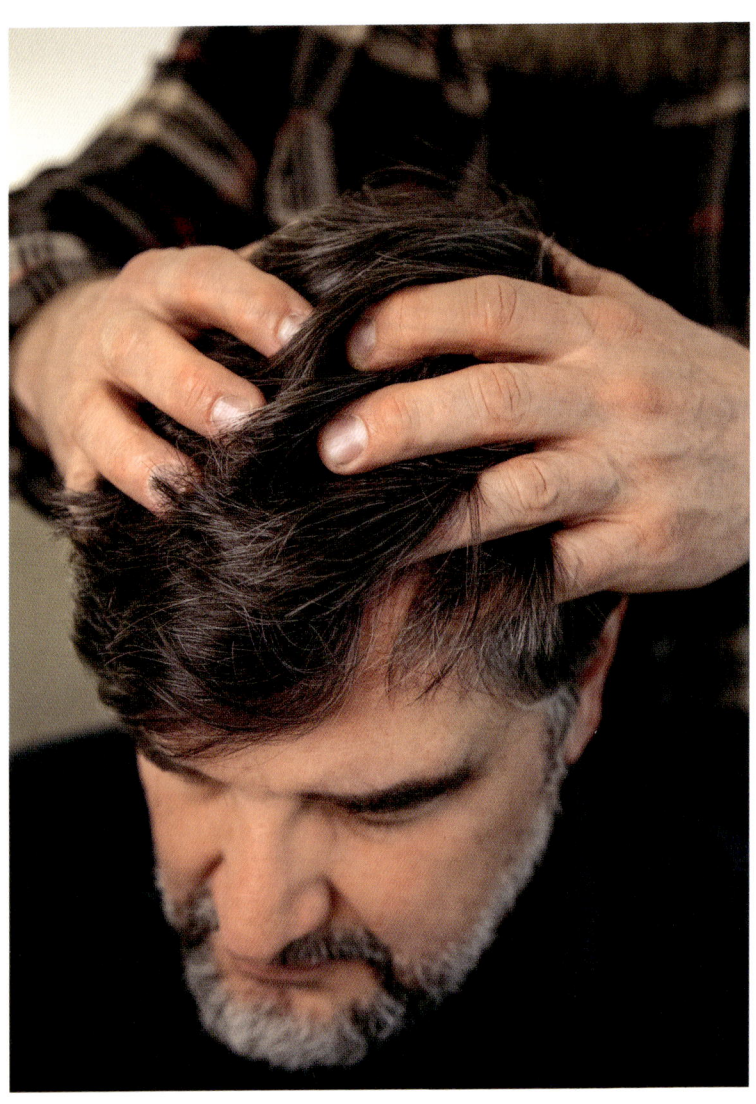
Wohltuend und entspannend: Kopfhautmassage in meiner Praxis

einem frühen Stadium mildern. In der Mesotherapie wird oft Magnesium verwendet, und in extremen Fällen wird sogar Botox unter die Kopfhaut gespritzt, um die verspannte Kopfhaut zu entspannen.

Ablagerungen von Schlacken in der Kopfhaut können zu Unannehmlichkeiten führen. Diese Stoffe – nicht vollständig verarbeitete Cholesterin- und Säurereste – sammeln sich in den kleinen Blutgefäßen und im Bindegewebe der Kopfhaut an. Ein zunehmendes Druckgefühl und eine Blockade in der Kopfhaut entstehen.

Um dies zu überprüfen, ziehen Sie ein Haar heraus und betrachten Sie den weißen Klumpen, der gerne fälschlicherweise als Wurzel angesehen wird. In Wirklichkeit handelt es sich um Zellreste, die am Haarbalg haften bleiben. Die eigentliche Haarwurzel bleibt wie ein winziges Samenkorn in der Kopfhaut und bildet nach dem Haarausfall ein neues Haar. Diese verklebten Zellreste ähneln optisch einem Wattestäbchen. Je größer dieser Zellklumpen ist, desto mehr Schlacken sind beteiligt.

Im **Selbsttest**

Legen Sie beide Hände flach auf Ihren Oberkopf und verschieben Sie Ihre Kopfhaut einmal vorsichtig in alle Richtungen. Geht das gut? Oder eher kaum?
Lässt sich die Kopfhaut wenig bis gar nicht verschieben, deutet das auf Verspannungen hin. Verschiebt sich die Kopfhaut dagegen beinahe schon zu viel, weist das auf gar keine Spannung hin. Hier ist zu wenig Durchblutung in den obersten Kopfhautbereichen, die ebenfalls zu Haarausfall führen kann.

Diese Ablagerungen können auch eine Mischung aus Stoffwechselabfällen aus dem Körper und Ablagerungen von äußeren Haarpflegeprodukten wie Silikonen, Wachsen oder Paraffinen sein. Gemeinsam verstopfen sie den Haarboden und die Kopfhautporen, die Entgiftung der Kopfhaut ist stark beeinträchtigt. Dies kann dazu führen, dass die Kopfhaut einen weißlichen Ton annimmt und im schlimmsten Fall Druck und Brennen verursacht. An den Stellen, an denen sich vermehrt Schlacken ansammeln, kann die Kopfhaut punktuell gerötet und schmerzhaft sein, da die Blutgefäße nach außen gedrängt werden. Wenn auch die Lymphgefäße verstopft sind, kann die Kopfhaut sogar gelblich bis leicht grünlich erscheinen. Pickel und Unreinheiten auf der Stirn, an den Seiten des Halses und unter den Ohren sind ein weiteres Indiz für eine Verschlackung. Schmerzt die Kopfhaut sehr, empfehle ich, sich zuerst mit einer weicheren Naturhaarbürste langsam an die Bürstenmassage heranzutasten. Sobald Sie spüren, dass die

Die **Entschlackungswäsche**

Bei der Entschlackungswäsche massieren Sie immer vom höchsten Punkt des Schädels zu den Ohren und zum Hals. Setzen Sie nun mit den Fingerkuppen am vorderen Haaransatz an und beginnen Sie mit oval kreisenden Bewegungen und leichtem Druck in den Fingern nach unten zu waschen. So waschen Sie jetzt jede Zone des Kopfes drei- bis viermal bis hinunter zu den Halslymphen. Sie können gerne die Stirn und das Gesicht mit einbeziehen und ebenfalls zum Hals hin ausstreichen. Nutzen Sie dabei auch den Massagestrahl des Duschkopfes aus.

Kopfhaut unempfindlicher wird, gehen Sie zur härteren Naturhaarbürste über. Beim Haarewaschen unterstützt die Entschlackungswäsche das Freiwerden der Kopfhaut.

Das Trichogramm oder der Tricho-Scan

Bei Haarausfall empfehlen Dermatologen oft ein Trichogramm oder einen Tricho-Scan. Ein Trichogramm analysiert das Haarwachstum und die Phasen des Haarausfalls, indem bis zu 50 Haare jeweils am Vorder- und Hinterkopf entnommen und unter dem Mikroskop auf ihre jeweiligen Wachstumsphasen hin untersucht werden. Beim Tricho-Scan rasiert der Dermatologe eine kleine Stelle auf dem Kopf, die nach drei Tagen dunkel gefärbt wird. Ein 20-fach vergrößertes Foto zeigt dann den Unterschied zwischen nachwachsenden und zurzeit nicht mehr wachsenden Haaren, was die Haardichte verdeutlicht. Leider habe ich sehr oft gehört, dass Ärzte das Ergebnis zumeist recht lasch auswerten, geschweige denn, es wirklich in der gesamten Konsequenz verstehen, obwohl sie den Patienten diese Analyse (natürlich zum Selbstkostenpreis!) empfehlen. Stattdessen wird sehr schnell ein Rezept für Minoxidil oder im schlimmsten Fall cortisonhaltiges Haarwasser ausgestellt. Diese Tinkturen haben keine Wirkung während der Telogenphase (Endphase) des Haarzyklus. Die Haare müssen erst einmal weg, um Platz für neue zu schaffen. Erst wenn Haarausfall länger als vier Monate anhält, ist eine ärztliche Stoffwechselanalyse ratsam.

»Hausgemachter« Haarausfall

Normalerweise wächst aus jeder Kopfhautpore ein Haar, das etwas Spielraum in der Pore hat und sich frei bewegen kann. Silikone und Paraffine in Haarpflegeprodukten hingegen begrenzen diesen Raum von außen, ähnlich wie ein Deckel, der daraufgelegt wird. Bei jeder weiteren Anwendung solcher Produkte sammeln sich diese Ablagerungen Schicht für Schicht verstopfend an.

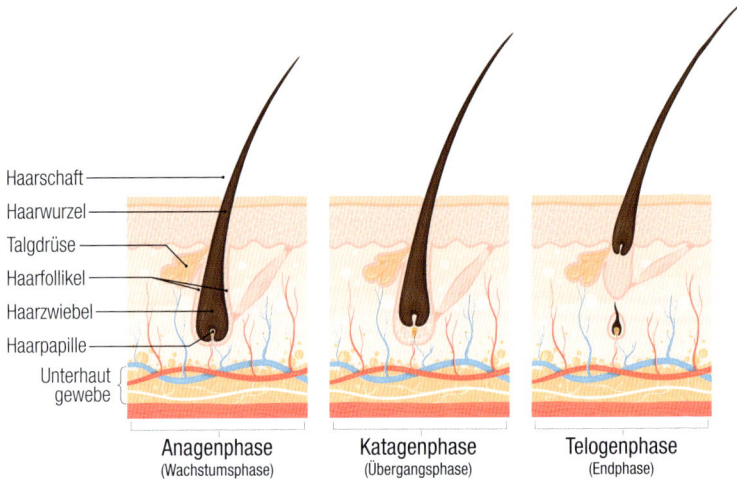

Die drei Phasen des Haarzyklus

- Anagen- oder Wachstumsphase: Ein neues Haar bildet sich und wächst heran. 85 bis 90 Prozent der Kopfhaare befinden sich zwei bis acht Jahre lang in dieser Phase.
- Katagen- oder Übergangsphase: Das Haar löst sich innerhalb von zwei bis drei Wochen von der Versorgungspapille ab, denn die Matrix stellt ihre Produktion und die Zellteilung ein. Das Haar verkürzt sich am Follikel und schiebt sich langsam zum Porenausgang. Rund ein Prozent der Kopfhaare befinden sich in dieser Phase.
- Telogen- oder Endphase: Die Haarmatrix entsteht neu, setzt die Zellteilung fort, es bildet sich ein neues Haar. Das alte Haar fällt aus. Dieser Vorgang kann zwei bis vier Monate andauern. Bis zu 18 Prozent der Kopfhaare befinden sich in dieser Phase.

Die Ablagerungen eines »hausgemachten« Haarausfalls beeinträchtigen zuerst die natürliche Entgiftungsfunktion der Kopfhaut, da Schweiß und Talg nicht mehr durch diese Verklebung aus den Poren entweichen kann. Die Kopfhaut wird blockiert, Schlacken und Säuren bleiben im Bindegewebe und lagern sich im Laufe der Zeit zunehmend dort ab. Das führt oft zu Juckreiz und Brennen auf und unter der Kopfhaut und kann sogar zu rosa- bis rotfarbenen Hautentzündungen führen.

Diese künstlichen Ablagerungen verhindern ebenfalls die natürliche Zellteilung auf der Kopfhaut und lassen sie wie dicke Schuppen aussehen, die abblättern, wenn man kratzt oder die Kopfhaut bürstet. Die Idee, dass es sich um Produktreste handeln könnte, kommt den meisten nicht in den Sinn, daher greifen sie häufig zu Anti-Schuppen-Shampoos. Diese lösen jedoch nicht das eigentliche Problem, sondern reizen die Kopfhaut noch

Enge Kopfbedeckungen

Unsere Lymphgefäße im Kopfbereich sind filigran und reichen vom Hals bis über die Ohren in die obere Kopfzone. Besonders empfindlich ist die Schläfenpartie, die bei Kopfdruck oft massiert wird. Bei dauerhaftem Druck, z. B. durch zu enge Kopfbedeckungen wie Helme oder zu straff eingestellte Baseballmützen, können diese Lymphgefäße gestaut werden. Dies beeinträchtigt den Blut- und Lymphfluss, was die Versorgung von Haaren und Kopfhaut mit Nährstoffen behindert und den Abtransport von Giftstoffen blockiert. Auch zu straffe Brillenbügel können ähnliche Probleme verursachen. In solchen Fällen ist eine Anpassung durch einen Optiker ratsam.

mehr und lassen die Haare stumpf aussehen. Der Zyklus von Haarewaschen, Produktablagerung, erneutem Waschen und weiteren Ablagerungen schafft den idealen Nährboden für Bakterien und Pilze sowie für neue Haar- und Kopfhautprobleme.

Doch noch schlimmer ist, dass neu wachsende Haare nicht mehr durch die künstlich verklebten Kopfhautporen durchdringen können. Sie bleiben förmlich im Untergrund stecken, und wenn die Poren verstopft bleiben, verkümmern die jungen Haare bzw. die Haarfollikel, und stellen das Wachstum ein. Wir haben somit einen »hausgemachten« Haarausfall. Bürsten und die basische Haarwäsche (s. S. 24) »entkrusten« quasi die Kopfhaut und legen die Poren wieder frei. Sind die Haarfollikel darin noch intakt, können durch regelmäßige Bürstenstimulation wieder starke Haare entstehen und wachsen. Der Umstieg auf Naturpflegeprodukte versteht sich von selbst. Weitere nützliche Tipps und Anwendungsrezepte finden Sie auf Seite 130 ff.

Die Bedeutung einer **gesunden Ernährung**

Das körpereigene Sicherungssystem nutzt seine Ausleitungsorgane, um die täglich anfallenden Säuren in neutralisierter Form – als neutrale Salze – wieder auszuscheiden. Zu den Ausleitungsorganen zählen die Lunge, die Nieren, der Darm und die Haut bzw. die Kopfhaut. Daher ist es wichtig, dass auch Männer darauf achten, Säuren, Schlacken und Gifte auszuscheiden. Dies kann durch Entschlackungskuren, regelmäßiges Schwitzen in der Sauna oder beim Sport und die Einnahme ergänzender Mineralstoffe erreicht werden. Ziel ist, den Säurehaushalt im Körper auszubalancieren.

Für Männer spielt – da sie oft mehr Fleisch, tierische Proteine und Milchprodukte konsumieren – besonders die Harnsäure eine große, allerdings negative Rolle. Ein hoher Alkohol- und Kaffeekonsum in Verbindung mit geringer Flüssigkeitsaufnahme kann ebenfalls zu einem Überschuss an Harnsäure führen und Probleme wie Gicht verursachen. Diese Harnkristalle können sich auch unter der Kopfhaut ablagern, insbesondere im Bereich der Geheimratsecken. In dieser Zone schwitzen wir häufig zuerst, und wenn Schweiß und abgelagerte Harnkristalle sich vermischen, kann dies zu Juckreiz und Brennen führen. Langfristig können diese Ablagerungen die Haarwurzeln schädigen oder schwache Flaumhaare hinterlassen, die nicht mehr richtig wachsen und schließlich ausfallen. Darüber hinaus führen anhaltender Stress und Ängste ebenfalls zur Übersäuerung des Körpers. Stress kann auch zu ungesunder Ernährung führen, da wir unter

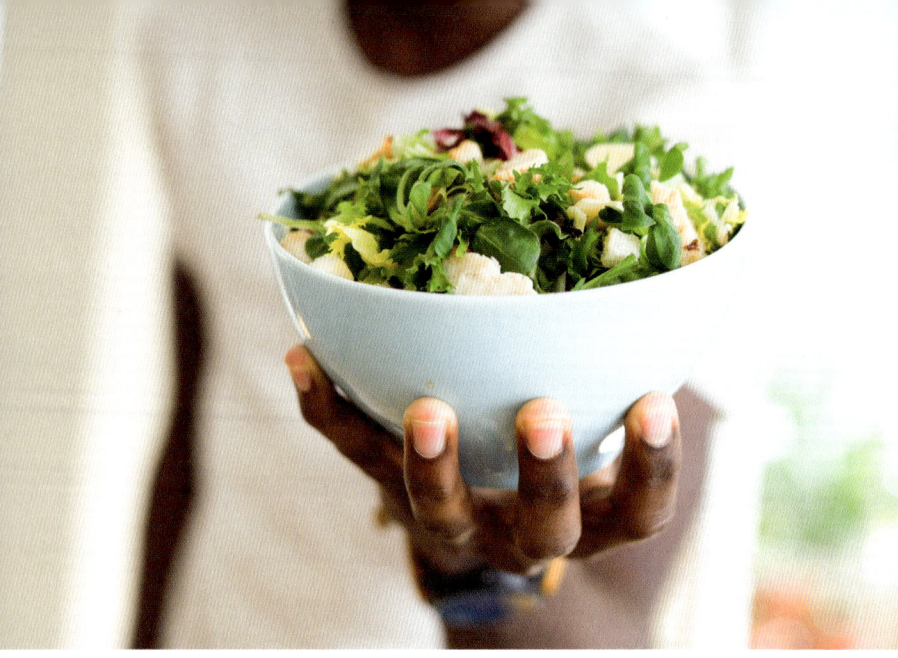

Eine Schüssel Salat ist immer eine gute Wahl.

Stress schnell greifbare Energie benötigen, die aus Zucker und einfachen Kohlenhydraten gewonnen wird. Oder Mann konsumiert vermehrt Alkohol, Bier oder Wein, um Stress abzubauen, was zu einer gärungsbedingten Übersäuerung führen kann. In stressigen Zeiten ist es daher besonders wichtig, gut auf sich selbst zu achten.

Richtiges Kauen ist die halbe Miete!

Richtiges Kauen ist der Startpunkt Ihrer Verdauung. Selbst bei einer gesunden Ernährung werden Nährstoffe nicht freigesetzt, wenn nicht ausreichend gekaut wird. Die Zerkleinerung beeinflusst die Freisetzung und Aufnahme von Vitalstoffen aus der Nahrung. Im Mund erfolgt eine Vorverdauung von Kohlenhydraten, Fetten und Eiweißen durch den leicht basischen Speichel und durch Enzyme. Es werden Botenstoffe an das Gehirn gesendet, um mitzuteilen, dass Essen unterwegs ist.

Richtiges Kauen bedeutet, das Essen etwa 30- bis 50-mal im Mund zu zerkleinern. Je mehr Sie kauen, desto mehr Geschmacksnuancen entstehen. Etwa 15 Minuten nach dem Essen signalisiert der Körper Sättigung durch Magendehnung und Hormone. Ein »Schnellesser« hat in dieser Zeit bereits viel gegessen, während ein »Langekauer« nicht über das Sättigungsgefühl hinaus isst, obwohl er weniger isst. Studien haben gezeigt, dass intensives Kauen ohne Diät dazu führen kann, in einem Jahr zehn Kilo abzunehmen und den Jo-Jo-Effekt zu verhindern. Es kann auch das Diabetesrisiko senken, da das Kauen im Mund Zucker freisetzt, der schneller in die Zellen gelangt und den Blutzucker- und Insulinspiegel positiv beeinflusst. Zusätzlich wird die Durchblutung von Kopf und Gehirn durch das Kauen gesteigert und Stress über das Nervensystem abgebaut. Es lohnt sich also, mehr zu kauen, dann bekommen auch Ihre Haare die nötigen Nährstoffe!

Wie der pH-Wert über die Gesundheit entscheidet

Jedes Nahrungsmittel, das wir zu uns nehmen, verursacht einen pH-Wert in unserem Körper. Manche wirken neutral (= pH 7), andere sind säurebildend (< 7), andere reagieren basisch (> 7). Aber auch Ihr Körper hat von Natur aus saure und basische Milieus zur Unterstützung der Verdauung. Um genau zu sein, ist die Mundhöhle mit dem Speichel leicht basisch (Vorverdauung), der Magen sauer (Zersetzung) und der Dünndarm (Verdauung) wieder basisch, der Dickdarm (Assimilierung) leicht sauer. Eine Übersäuerung zerstört den basischen pH-Wert der Körperbereiche, wo er basisch bleiben sollte, und übersäuert die sauren Milieus noch mehr. Wenn wir viel Süßes essen (sauer), wird der Speichel im pH-Wert heruntenneutralisiert, die Zähne in der leicht basischen Mundhöhle angegriffen und entkalziniert. Es kann dadurch zu Karies kommen, denn Kariesbakterien hätten eigentlich im basischen Milieu keine Überlebenschance.

Mineralien schalten viele Funktionen im Körper an. Sie halten die Depots gefüllt und sind für die Neutralisierung der anfallenden Säuren zuständig, um die Organe und das (basische) Blut zu schützen. Durch unsere körpereigenen

Mineralien, Kalzium, Magnesium und Kalium, auch Basen genannt, werden die Säuren zu neutralen Salzen umgewandelt und durch Lunge (Ausatmung), Nieren und Darm (Ausleitung) und die Haut (Schweiß) ausgeschieden.

Unsere Ausscheidungsorgane sind also unser körpereigenes Sicherheitssystem. Das basische Milieu bewahrt den Körper vor dem Einnisten von schädlichen Bakterien, Viren und Pilzen. Es gilt also, das Abwehrsystem unseres Körpers, das Blut, am meisten zu schützen. Ist diese Kettenreaktion durch zu viele Säurebildner stark gefordert, schüttet der Körper aus seinen Depots Mineralien aus, um die Säureflut zu unterbinden und zu neutralisieren. Diese mineralreichen Depots sind Haarboden (!), Fingernagelboden, Bindegewebe, Zähne, Knorpel und Knochen. Doch zuerst werden immer Haut, Haarboden und Fingernägel entmineralisiert, da es hier den Körper am wenigsten schmerzt. Erst wenn die Säureflut nicht stoppt, geht es an die tieferen Reserven wie Zähne, Knorpel und Knochen. Sind letztere

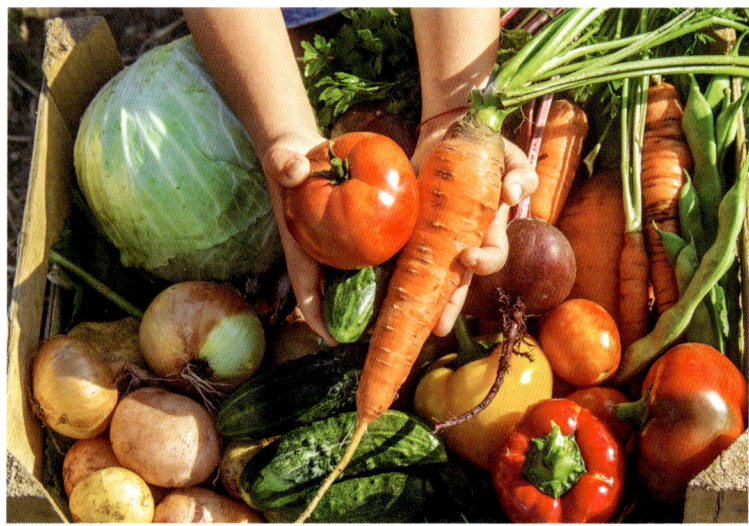

Vielfalt durch buntes Gemüse

durch viel Entmineralisierung entkalkt, spricht man von Osteoporose. Hier war ein Leben lang eine Übersäuerung (Azidose) am Werk.

Der Übersäuerung begegnen

Sie müssen nicht gleich Ihr Leben auf den Kopf stellen, aber Sie sollten ein paar Dinge wissen und beachten. Denn: Je mehr Sie über eine ausgewogene Ernährung und die Prozesse in Ihrem Körper wissen, um so leichter wird es, Ihre Gewohnheiten zu überprüfen und Ihr Ernährungsverhalten umzustellen.

Selbst eine umfängliche basische Ernährung kann den Körper nie vollständig im basischen pH-Wert halten – und das ist auch nicht gewünscht. Einige Körperbereiche müssen sauer bleiben, um ordnungsgemäß zu funktionieren. Jedoch können die lebenswichtigen Bereiche, die von einem basischen Milieu profitieren, sich unter einer basischen Ernährung erholen und zu einem optimalen pH-Wert führen.

Bei körperlicher Aktivität steigt der Wasserbedarf deutlich, da der Körper Wasser nicht speichern kann. Wasser ist entscheidend, um den Körper zu kühlen und um Schlackenstoffe und Säuren auszuschwemmen. Der Körper gewinnt täglich etwa 700 Milliliter Flüssigkeit allein aus der Nahrung und etwa 300 Milliliter zusätzlich aus dem Stoffwechsel!

Vergessen Sie nicht, regelmäßig zu trinken und entwickeln Sie eine bewusste Trinkgewohnheit. Durst ist das erste Anzeichen von Flüssigkeitsmangel, und wenn Sie gleichzeitig Kopfdruck oder leichten Schwindel verspüren, dehydrieren Sie bereits.

Das Haar speichert viel – auch Schadstoffe

Da unser Haar ein Speicherorgan ist, können sich Vergiftungen in Haarausfall äußern. Entgiftung funktioniert zum Teil über die Kopfhaut: Zahnmetalle wie Amalgam und Palladium gelten seit Langem als potenzielle Krankmacher, aber auch Kadmium, Thallium, Blei und einige andere Metalle. Während Quecksilber (zum Beispiel enthalten in Amalgamfüllungen) Schleimhäute und Nerven reizen kann, lagert sich Palladium auch tief an

Was führt zu einer **Übersäuerung**?

Zwei besonders herausstehende Marker sind Harnsäure und Oxalsäure. Harnsäure, die durch übermäßigen Verzehr von tierischen Proteinen, Alkohol und Kaffee entsteht, kann langfristig zu Gicht führen. Sie kann sich auch unter der Kopfhaut ablagern, insbesondere im Bereich der Geheimratsecken, und Juckreiz und Brennen verursachen, was langfristig zu Haarausfall führen kann. Die in Schwarztee, Kakao, Schokolade und Rhabarber enthaltene Oxalsäure kann die Nieren schädigen, die Calciumaufnahme hemmen und die Eisenaufnahme reduzieren.

Weitere Säuren und wodurch sie entstehen:
Essigsäure – Zucker
Milchsäure – Sport und Fitness
Schwefelsäure – Schweinefleisch, Käse
Salpetersäure – Schweinefleisch, Käse
Acetylsalizylsäure – Schmerztabletten
Gerb-/Chlorogensäure – Kaffee, Schwarztee
Nikotinsäure –Zigaretten
Kohlensäure – Getränke
Phosphorsäure – Getränke
Salzsäure – Stress, Angst, Ärger

Alle Obstsorten, egal ob sauer oder süß, werden basisch verstoffwechselt: Äpfel, Ananas, Avocado, Bananen, Zitrusfrüchte, Beerenobst, Oliven – alles können Sie sorgenfrei zu sich nehmen! Gemüse, Algen, Clorella und Spirulina, Kohlgemüse, Pilze, Auberginen, Paprika, Zwiebeln, Rettich, Petersilie, sprich, reichlich viel aller Gemüsesorten, sowie die vollständige Kräuterküche und alle Kräutertees tun dem Körper Gutes und vermeiden eine Übersäuerung.

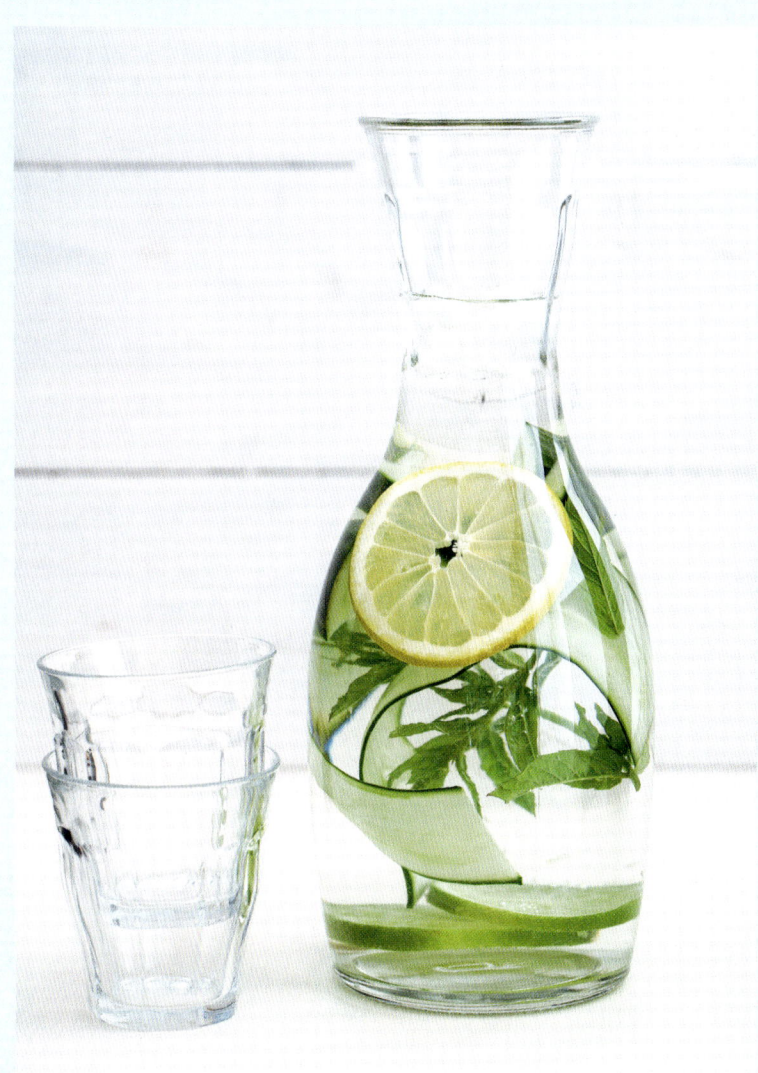

Trinken Sie regelmäßig Wasser, das reinigt den Körper von innen.

den Knochen ab. Symptome, die auf eine Vergiftung hinweisen können, reichen von chronischer Müdigkeit, Kopfdruck, über Hautprobleme und Allergien bis hin zu vielfältigen Nervenschäden und Haarausfall.

Auch zahlreiche Medikamente gegen chronische Krankheiten bedingen Haarausfall als Nebenwirkung. Einige davon sind z. B. Antidepressiva, verschiedene Arthritis-, Diabetes-, Schilddrüsen- und Krebsmedikamente, Beta-Blocker gegen hohen Blutdruck, Schmerz- und Rheumamittel, Magensäure-Blocker, Cholesterinsenker. Regelmäßiger Drogenkonsum etwa von Amphetaminen gehört auch auf diese Liste. Der durch Medikamente verursachte Haarausfall ist meistens diffus, eher am Haaransatz und in der Scheitelregion sichtbar.

Die genannten Medikamente gelangen leider auch in unser Grund- und Trinkwasser, heißt, auch wenn wir keine Medikamente zu uns nehmen, nehmen wir diese Substanzen täglich mit unserem Trinkwasser auf! Als Schritt zur Selbsthilfe können spezielle Wasserfilter eingesetzt werden, die nicht nur Schwebeteilchen und Kalk entfernen. Wasser, das unser wichtigstes Lebensmittel ist, sollte immer sauber und leicht verfügbar sein. Es sollte rein sein, damit wir unsere eigenen Giftstoffe ausschwemmen können, ohne fremde Stoffe durch das Trinken unfreiwillig wieder aufzunehmen.

Was oft vergessen wird – auch Narkosemittel wirken auf unser Haar! Eine Vollnarkose versetzt den Menschen in einen bewusstlosen Zustand und entspannt die Muskeln. Sie wirkt auch auf die Haarfollikel. Haarfollikel enthalten Zellen, die zu den sich am schnellsten teilenden und sich am schnellsten entwickelnden Zellen im ganzen Körper gehören. Sie müssen sich schnell teilen, um die Wachstumsrate des Haares beizubehalten. Selbst wenn die Narkose nur kurze Zeit anhält, werden die Follikel so stark davon betroffen, dass sie die Produktion von Haarfasern einstellen und sich in einen katagenen – vorübergehenden – Ruhezustand begeben. Ein gesteigerter Haarverlust ist die Folge.

EXTRA:
Die **Haarmineralanalyse**

Ein Haar wächst etwa einen Zentimeter im Monat und beinhaltet als Speicherorgan den konzentrierten und vollständigen Stoffwechsel des letzten Monats. Alles, was Sie zu sich genommen haben, Nahrung, Medikamente, Emissionen aus der Luft und eben Metalle, ist darin nachweisbar. Sind die Entgiftungsorgane überlastet oder blockiert, kommt es zur Anreicherung der toxischen Elemente im Körper, was zu Blockaden und Funktionsstörungen führen kann.

Dies macht sich die sogenannte Haarmineralanalyse (HMA) zunutze, mit der man einer Schwermetallbelastung schnell auf die Spur kommen kann. Dafür werden einzelne Haare am Atlasknochen abgeschnitten (nicht ausgerissen) und zur Analyse an ein zertifiziertes Umweltanalyselabor geschickt. Die HMA ist leider recht umstritten, da bei verschiedenen Laboren die Messwerte sehr differieren können. Ich selbst arbeite schon seit unzähligen Jahren mit sehr seriösen Umweltlaboren zusammen und kann diese Diagnoseform nur unterstützen.

Die Haare müssen unbehandelt sein, dürfen also nicht etwa chemisch gefärbt sein. Die Haarprobe wird unter einem Massenspektrometer ionisiert und analysiert. So ist es möglich, bis zu 60 Stoffe nachzuweisen. Je mehr Mineralien und Schadstoffe das Labor feststellen kann, umso besser. Bestimmte Kombinationen von Metallen, aber auch Mineralien, weisen dann auf Organtätigkeiten, Stoffwechseltypen und mögliche Krankheitsbilder hin. Diese müssen noch nicht manifest sein, können aber irgendwann eintreten. Ich empfehle die Haarmineralanalyse immer bei chronischen Leiden, wo andere Diagnoseverfahren nichts Erkennbares anzeigen. Sollten metallische und toxische Belastungen nach der Analyse vorliegen, können diese durch fachgerechte naturheilkundliche Behandlungen ausgeleitet werden. Je nach Schwere der Belastung braucht es dafür mehrere Anläufe.

Postoperativer Haarausfall passiert meist in den körpereigenen Entgiftungszyklen. Der Körper entgiftet nämlich in bestimmten Zyklen, damit er nicht komplett auslaugt. Im Fall einer Operation entgiftet der Körper akut in der ersten Woche, dann erneut nach etwa sechs Wochen und wieder nach etwa zwölf Wochen. Je nach Stärke und Dauer der Operation besteht die Möglichkeit, dass sechs Monate nach dem Eingriff erneut leichter Haarausfall auftritt. Danach scheint der Prozess aber vorüber zu sein.

Dieser Zyklus gilt auch für Entgiftungs- und Entschlackungskuren, Darmreinigungen und ähnliche reinigende Verfahren, die der Gesunderhaltung dienen. Man kann sich das also zunutze machen und dem Körper den Anstoß geben, zu entgiften, gefolgt von einer Ruhephase. Sie können die Regeneration fördern, indem Sie bis zu drei Monate nach z. B. einem Eingriff vermehrt Wasser trinken, damit die Nieren alle Ablagerungen des Narkosemittels ausschwemmen.

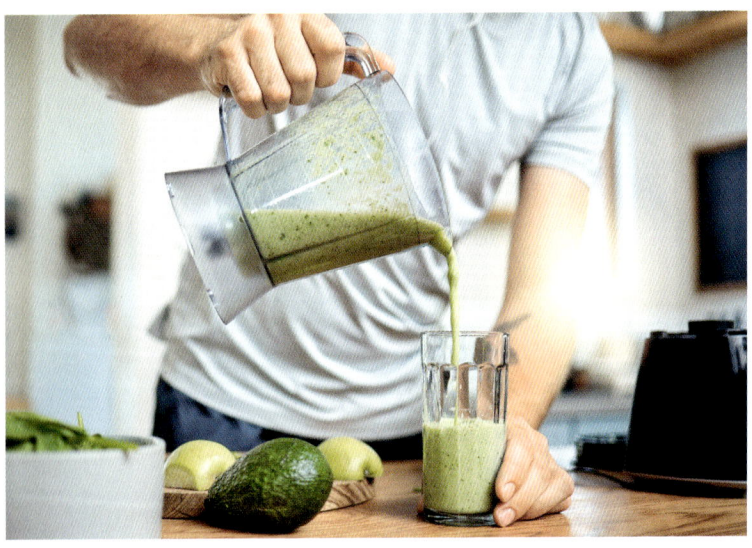

Den Körper entgiften können Sie mit frisch gepressten Kräutern oder Gemüsesäften.

Blick in unser Inneres

Akute und stille Entzündungen

Wir unterscheiden zwischen akuten und stillen Entzündungen. Akute Entzündungen treten plötzlich auf, beispielsweise nach Verletzungen, während stille Entzündungen langsam im Körper schwelen und sich oft erst Jahre später in Krankheiten zeigen. Entzündungen sind zunächst ein Schutzmechanismus des Körpers gegen Eindringlinge wie Viren oder Bakterien. Wenn sie jedoch zu lange anhalten oder chronisch werden, können sie Organschäden und schwere Krankheiten verursachen. Sie können auch schleichend beginnen, oft schubweise auftreten und möglicherweise Folgen einer nicht ausgeheilten akuten Entzündung sein.

Stille Entzündungen können Haarausfall verursachen, indem sie die Kopfhaut entzünden und das Haarwachstum beeinträchtigen. Die Wachstumsphasen der Haare verkürzen sich und die Follikel werden schneller abgestoßen, um die Entzündung loszuwerden. Die Hauptursachen für chronische Entzündungen sind Umweltbelastungen, falsche Ernährung, Unverträglichkeiten, zu viel tierisches Protein, mangelnde Bewegung, unzureichende Entgiftung der wichtigen Organe und übermäßiger Stress. Um stille Entzündungen zu bekämpfen und möglichen Haarausfall zu stoppen, können Spirulina oder Astaxanthin hilfreich sein. Es ist jedoch wichtig, auch an den anderen Ursachen für stille Entzündungen zu arbeiten, um

Langzeitfolgen und Zivilisationserkrankungen vorzubeugen. Besprechen Sie dies am besten mit Ihrem Arzt oder Ihrer Ärztin.

Im menschlichen Körper sind Enzyme dafür verantwortlich, dass unsere Nahrung über verschiedene Stoffwechselprozesse in Lebensenergie umgewandelt wird. Enzyme können auch Heilungsprozesse unterstützen, wie etwa die Wundheilung nach Operationen oder Verletzungen. Ihren Haaren helfen sie zusätzlich, da sie den Körper reinigen und somit die Haare und die Kopfhaut besser versorgen.

Schilddrüsen-Dysfunktion

Gemäß wissenschaftlichen Erkenntnissen sind etwa 33 Prozent der Bevölkerung in nördlichen Regionen von Schilddrüsenproblemen betroffen. Unter diesen sind etwa 75 Prozent Frauen und 25 Prozent Männer. Obwohl der Männeranteil scheinbar geringer ist, ist es wichtig, dass auch Männer sich mit diesem Thema auseinandersetzen. Schilddrüsenerkrankungen häufen sich zunehmend und berühren fast alle Teilgebiete der Medizin. Da die Schilddrüsenhormone auch intensiv auf den Zellstoffwechsel einwirken,

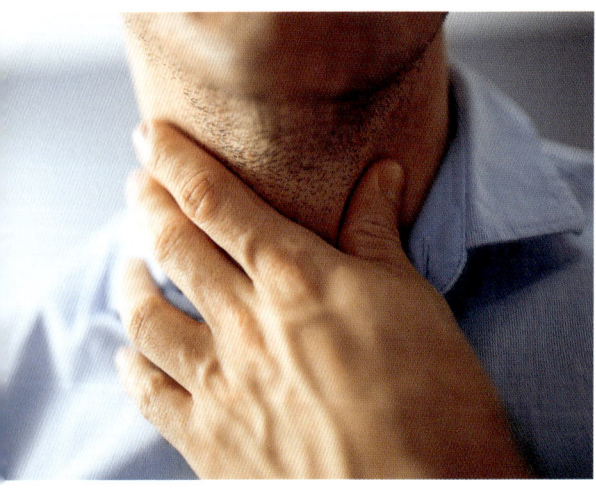

Die Schilddrüse ist klein, aber ihr Einfluss auf den Körper immens.

gibt es einen direkten Zusammenhang zum Haarwuchs beziehungsweise Haarausfall.

Bei Männern spielen insbesondere Herzgesundheit, Blutdruck und Fortpflanzungsfähigkeit eine Rolle. Die Schilddrüse ist für die Produktion von Hormonen wie Trijodthyronin und Thyroxin verantwortlich, die unsere Stimmung und unseren Körper beeinflussen. Starker Haarausfall kann definitiv mit Schilddrüsenproblemen in Verbindung stehen, daher sollte die Überprüfung der Schilddrüsenwerte bei jedem ärztlichen Check-up, auch für Männer, Priorität haben.

Die Schilddrüse ist von Lymphflüssigkeit umgeben, die über Lymphgefäße zu den Lymphknoten abfließt. Eine Belastung der Lymphe durch Toxine, Entzündungen, Metalle usw. kann langfristig die Schilddrüse beeinflussen und zur Hashimoto-Krankheit führen. Diese Autoimmunerkrankung führt zu einer Zerstörung des Schilddrüsengewebes durch Antikörper und

Schilddrüsenerkrankungen erkennen

Es gibt zwei Hauptarten von Schilddrüsenanomalien, nämlich Unter- und Überfunktion. Bei einer Unterfunktion produziert die Schilddrüse weniger oder keine Hormone mehr, was zu einer Verlangsamung aller Körperfunktionen führt. So können die Wachstumsphasen der Haare verkürzt und die Ruhephasen verlängert sein, was zu diffusem Haarausfall führen kann. Bei einer Überfunktion hingegen laufen alle Körperfunktionen schneller ab, auch das Haarwachstum ist beschleunigt, was zu dünnerem und brüchigerem Haar führen kann, insbesondere im Kopfbereich.

Entzündungen. In der Anfangsphase kann dies zu einer Überfunktion der Schilddrüse führen, da in den entzündeten Bereichen gespeicherte Hormone plötzlich freigesetzt werden.

Mit fortschreitendem Verlust von gesundem Schilddrüsengewebe führt die Hashimoto-Krankheit schließlich zu einem Mangel an Schilddrüsenhormonen und damit zu einer Unterfunktion der Schilddrüse. Es ist wichtig, die Ursachen dieser Autoimmunerkrankung zu erforschen. Da die Schilddrüse über die Lymphgefäße mit dem Darm verbunden ist, sollten alle möglichen Faktoren in Betracht gezogen werden, einschließlich Hypothalamus, Hypophyse, Geschlechtshormone, Darmgesundheit, versteckte Entzündungen, Ernährung, mögliche Umweltgifte und Toxine. Sogar erhöhter bis hin zu traumatischem Stress, der die Produktion von Stresshormonen beeinflusst, kann die Schilddrüse erheblich beeinträchtigen und im schlimmsten Fall zerstören.

Wenn es notwendig wird, Schilddrüsenhormone als Medikament einzunehmen, können viele Symptome, einschließlich Haarausfall, verbessert werden. Es ist wichtig, die richtige Dosierung des Medikaments zu finden und regelmäßige Bluttests durchzuführen, um Symptome und Wohlbefinden zu überwachen. Die Schulmedizin verschreibt oft L-Thyroxin, während die Naturheilkunde alternative Ansätze verfolgt, allem voran durch die Gabe von tierischen Schilddrüsenhormonen. Bei Schilddrüsenerkrankungen lohnt es sich definitiv, sich über alternative Behandlungsmethoden zu informieren.

Kopfhautpilze

In den meisten Fällen beginnt der Hefepilz (Pityrosporum ovale) mit einer ekzemartigen Hautveränderung. Im Kapitel »Der Mann und seine Schuppen« (s. S. 29 ff.) bin ich bereits auf Entstehung und Behandlung von Kopfhautpilzen eingegangen. Da dieser Hefepilz auch Haarausfall verursachen kann, hier noch einmal die wichtigsten Fakten in Kürze:

Ob ein Hefepilz vorliegt, kann nur der Dermatologe mittels eines Abstrichs der ungewaschenen (!) Kopfhaut herausfinden. In der Behandlung

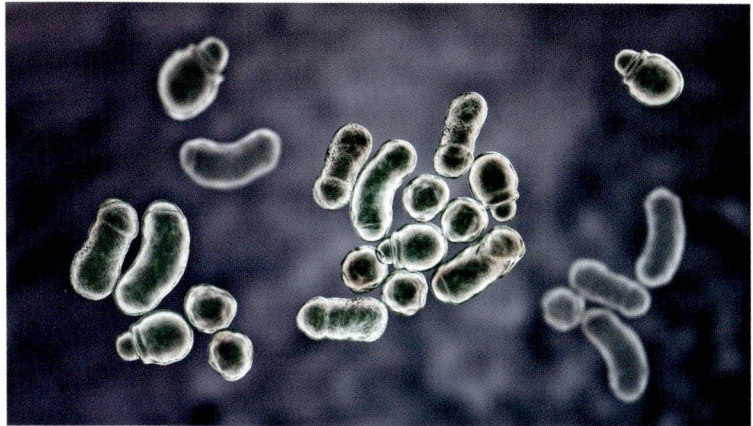
Der Hautpilz Pityrosporum ovale unter dem Mikroskop

von Kopfhautpilzen ist ein antimykotisches Shampoo das Mittel der Wahl. Reinigen Sie auch Ihre Haarbürste und Ihren Kamm täglich mit dem medizinischen Shampoo, damit sich auch hier keine Pilze festsetzen. Zudem sollten Sie alles, womit der Kopf in Berührung kam, auch waschen. Schals, Kopfkissenbezüge etc. sollten in der Waschmaschine mit Hygienespüler aus dem Drogeriemarkt zusätzlich desinfiziert werden.

Kopfbedeckungen, zum Beispiel der Fahrradhelm oder Baseballcaps, können mit Hygienespray von innen abgesprüht werden. Grundsätzlich sollten Sie nach dem Waschen der Haare zumindest die Kopfhaut trockenföhnen, denn auf trockenem Milieu haben die Pilze es schwerer, sich anzusiedeln.

Darmpilze

Kopfhautpilze können auch ein Zeichen für Pilze im Darm sein. Daher ist es empfehlenswert, sich innerlich von einem erfahrenen Arzt oder Heilpraktiker behandeln zu lassen. Diese Fachkräfte sollten ihren Behandlungsschwerpunkt auch im Bereich Darmentgiftung und -sanierung haben, denn der Darm ist ein sehr komplexes Organ.

Ein »beliebter« Pilz: Candida albicans

Ist von Darmpilzen die Rede, ist meist ein großer Vertreter gemeint: Candida albicans. Er verursacht viele typische Symptome:

Unterzuckerung: Sie führt zu Flirren vor den Augen, Müdigkeit und Konzentrationsschwäche und verleitet meist zu übermäßigem Verzehr von Süßem und stark kohlehydrathaltigen Speisen. Durch diese Speisen entstehen Gärungsprozesse im Körper, Übersäuerung droht. Der Darmpilz hat dadurch leichtes Spiel, da die Säuren sein Milieu erst erschaffen. Ein böser Kreislauf beginnt.

Durchfälle: Sie können zu hohem mineralischem Verlust führen und bilden damit eine Unterversorgung des Körpers und der Haare.

Verstopfungen und Blähungen: Sie wirken vergiftend, da Stuhlgang seltener erfolgt. Blähungsgase gehen in die Blutbahn, diese ermüden und vergiften uns zusätzlich. Das kann zu Unreinheiten bis hin zu Akne am Hals, im Gesicht und auch zu entzündeten Pusteln auf der Kopfhaut führen.

Haarausfall: Er ist durch die oben genannten Erscheinungen eine drastisch eintretende Folgeerscheinung. Die Kopfhaut fettet stärker, das Haar wird stumpf, brüchig, aber auch die Haut reagiert mit Unreinheiten bis hin zu Entzündungen.

Bei einem vorhandenen Candida albicans müssen zur Entgiftung und Heilung mehrere »Strippen« in der Therapie gezogen werden. Hier kommt es auf die Erfahrung und Erfolge des behandelnden Naturheilarztes oder Heilpraktikers an. Möglich sind die Kombinationen entsprechender Naturheilmittel, homöopathische Substanzen, Algenkuren, natürliche oder auch chemische Antibiotika, Ernährungsumstellung, Fasten, Darmwäsche (Hydro-Colon) und Symbioselenkung. So manche Darmsanierung greift nämlich nicht beim ersten Versuch und benötigt mehrere Anläufe.

Durchlässiger Darm

Der Darm verfügt über eine Schutzbarriere, die normalerweise das Eindringen von unerwünschten Substanzen in den Blutkreislauf verhindert. Einige Faktoren wie chronische Entzündungen, ständige Antibiotikagaben, Infektionen oder Ernährungsentscheidungen können dazu führen, dass diese Barriere beeinträchtigt wird.

Fehlen normale Darmbakterien, ist die Ernährung der Schleimhaut nicht gewährleistet. Nährstoffe und Energie entziehen sich, die Schleimhautzellen werden unterversorgt. Das führt zu Strukturschäden und Entzündungen, welche sich sogar chronisch ausbilden können. Die Schleimhaut wird durchlässig, das sogenannte Leaky-Gut-Syndrom tritt ein. Pathogene Keime können dann die Darmwand durchdringen, eine Infektion im Körper verursachen, dadurch steigen die Leber- und pH-Werte an. Ein Leaky-Gut-Syndrom ist zum Beispiel über die Zonulinwerte im Blut feststellbar.

In der chinesischen Medizin gilt der Darm als »zweite Haut« und hat somit direkten Einfluss auf unsere Hautgesundheit. Forscher haben herausgefunden, dass der Darm mehr Nervenzellen als das Rückenmark hat, nämlich etwa 100 Millionen, und sprechen daher von einem »Bauchhirn«.

Man geht davon aus, dass Gefühlsregungen dort ihren Ursprung haben. Das sprichwörtliche »Bauchgefühl« wird durch diese Erkenntnis bestätigt.

Viele Darmprozesse sind unabhängig vom Gehirn. Während Hautpflege selbstverständlich ist, wird die Darmgesundheit oft vernachlässigt – außer von Naturheilkundlern, die den Zusammenhang zwischen Darm, Haut und Immunsystem erkennen und behandeln.

Der Einfluss der **Psyche**

Depressionen – wenn alles dunkel wirkt

Depressionen können genetische, immunologische, hormonelle, psychologische und stoffwechselbedingte Ursachen haben. Ein naturheilkundlicher Arzt oder Heilpraktiker kann diagnostizieren, ob die Depression durch chemische Ungleichgewichte im Körper verursacht wird, beispielsweise durch fehlende oder abgelagerte Substanzen. Entzündungen können ebenfalls eine Rolle spielen und müssen behandelt werden, da sie das Immunsystem und die Psyche beeinflussen können.

Die Stimmungsmacher Serotonin und Melatonin sind wichtige Hormone für unsere gute Laune und geregelten Schlaf. Gesunde Gewohnheiten wie Nichtrauchen, eine darmverträgliche Ernährung und Vermeidung von Junkfood können ebenfalls helfen, das körpereigene Serotonin zu erhöhen. Eine gestörte Darmflora kann durch Reinigungs- und Aufbauprogramme für den Darm reguliert werden und dadurch signifikant die Psyche verbessern.

Bei Depressionen ist es ratsam, eine Haarmineralanalyse (s. S. 73) durchzuführen, um festzustellen, ob eine mögliche Belastung mit Schwermetallen vorliegt. Metalle wie Blei und Quecksilber können die Nervenreizleitung blockieren und dazu führen, dass Nervenimpulse nicht ordnungsgemäß weitergegeben werden können. Dies verlangsamt Reaktionen und verhindert, dass neue Impulse das emotionale Wohlbefinden stärken. Infolgedessen kann man sich in einer Art emotionaler Erstarrung wiederfinden, in der die Welt dumpf und leer erscheint. In solchen Fällen ist es dringend notwendig, eine Entgiftungstherapie unter Anleitung eines naturheilkundlichen Arztes oder Heilpraktikers einzuleiten.

Während dieses Entgiftungsprozesses, der mehrere Wochen dauern kann, können bei starker toxischer Metallbelastung vorübergehend eventuell tiefe Traurigkeit, extreme Antriebslosigkeit und sogar Suizidgedanken auftreten. Diese Symptome sind jedoch ein Zeichen dafür, dass die Metalle, die zuvor phasenweise Ihre Gesundheit beeinträchtigt haben, nun aus Ihrem System entfernt werden. Nach der Eliminierung dieser Metalle können Sie eine deutliche Steigerung der Energie, neue Gedankenimpulse und eine gesteigerte Kreativität erleben, wodurch Ihr alltägliches Leben wieder intensiver wahrgenommen wird.

Gesunder Darm = **gesunde Psyche**

Wie kann ich vorbeugend meinen Darm vor Erkrankungen schützen und so auch psychisch gesund bleiben?
Folgendes können Sie vorbeugend oder begleitend tun:
- Schleimbildend wirken Leinsamen, Chiasamen und Flohsamenschalen.
- Schleimbildend und entzündungshemmend wirken Eibischwurzel- und Süssholzwurzeltee.
- Entgiftend und Toxine bindend wirken Bentonit und Zeolithpulver.
- Reparierend und stärkend wirken fermentierte Kräutersäfte. Mit dem Aufbau von gesunden Bakterienstämmen mit effektiven Mikroorganismen tun Sie dauerhaft viel für Ihren Darm und Ihre Psyche.

Expertentipp: die männlichen **Wechseljahre**

Es gibt sie also wirklich, die Wechseljahre des Mannes – auch bekannt als »Klimakterium virile« oder »Andropause«, oder ... PADAM, das partielle Androgendefizit.

Kein Mann möchte es gerne wahrhaben, aber es ist ein ganz natürlicher biologischer Prozess, der normalerweise zwischen dem 40. und 60. Lebensjahr auftritt. Während Frauen in der Zeit der Menopause in relativ kurzer Zeit von ca. zwei bis zehn Jahren sehr deutlich ihren Östrogenverlust spüren, verläuft der Prozess beim Mann schleichend über mindestens zwei bis sogar drei Jahrzehnte. Männer können plötzlich viel temperaturempfindlicher sein, große Unruhe in sich tragen bis hin zur Schlaflosigkeit. Sie werden lustloser, Muskelkraft und auch die Libido lassen nach. Haare fallen aus und werden grau. Gewichtszunahme kann ebenfalls beim Mann zum Problem werden. Männer mit zu vielen Fettzellen im Körper speichern mehr Östrogene. Je mehr Östrogen sie dann einlagern, desto mehr Fett ziehen sie an. Jedoch speichert Fett auch mehr Körpergifte und Schlacken. Ein sehr unschöner Kreislauf.

Die sogenannte Midlife-Crisis ist während dieser Zeit weit verbreitet. Männer können empfindlicher, reizbarer und sogar depressiv werden. Um sich stark zu fühlen, brechen einige Männer während dieser Andropause aus ihrem familiären Umfeld aus und suchen nach Selbstbestätigung in Abenteuern. Gleichzeitig denken sie über ihre Vergänglichkeit nach und versuchen, durch Marathonläufe oder Extremsportarten ihr Adrenalin zu steigern, um sich lebendiger zu fühlen. Diese Aktivitäten sind völlig akzeptabel. Es ist besser, jetzt etwas zu unternehmen, als es später zu bereuen.

In dieser Phase tauchen auch Fragen auf wie: »Was werde ich im Leben hinterlassen?«, »Wie lange habe ich noch zu leben?«, »Wie bleibe ich bis zur Rente und danach gesund?« Die Vorstellung von einem würdevollen Altern wird plötzlich wichtiger, aber auch das Bewusstsein, dass Zeit vergeht und nicht mehr zurückzuholen ist.

Haare spielen in dieser Phase eine große Rolle, da ihr Verlust ein Symbol für das Altern sein kann. Plötzlich wird über Haartransplantation oder sogar Haartattoos nachgedacht, um das jugendliche Äußere zu konservieren. Wenn diese Eingriffe gut gemacht sind, kann dies auf jeden Fall eine Option sein.

In den letzten Jahren hat die Hormonforschung Fortschritte gemacht, insbesondere im Bereich der Prostatakrebsprävention. Während dieser Phase, in der der Körper sich umstellt, werden häufiger Veränderungen im Prostatagewebe diagnostiziert. Ein stabiler Testosterongehalt kann dazu beitragen, Prostataveränderungen zu reduzieren. Es ist daher sinnvoll, männliche Hormone aktiv zu halten.

Der Urologe oder Endokrinologe kann Testosteronwerte beim Mann über Speichel, Blut und Urin messen und bei starkem Abfall verschiedene Behandlungen wie Hormonpflaster, Depotspritzen und Gele empfehlen, um die Testosteronwerte zu erhöhen. Alternativ können Naturheilmittel wie Zink, Tribulus terrestris, Ashwagandha, Maca-Wurzel, Yohimbe, Pinienpollenextrakt, homöopathisches Testosteron oder Vitalpilze aus der Traditionellen Chinesischen Medizin (TCM) dazu beitragen, den Testosteronspiegel zu steigern.

Ein Anstieg des Testosteronspiegels kann zur Reduzierung von Körperfett führen und das angestaute Östrogen abbauen. Dies kann letztlich zu einer Erhöhung der körperlichen Aktivität motivieren, woraus wiederum ein weiterer Anstieg des Testosteronspiegels und ein erhöhter Abbau von Körperfett resultieren können. Also alles in allem eine Win-win-Situation.

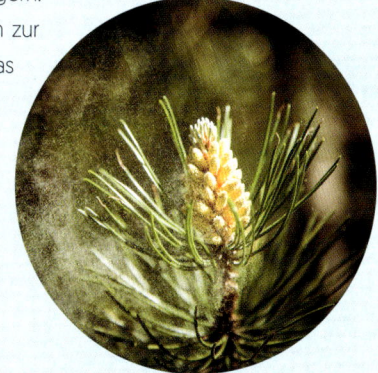

Pinienpollenextrakt kann helfen, den Testosteronspiegel wieder etwas anzuheben.

Burnout – anhaltend erschöpft

Was ist eigentlich ein Burnout? Meistens wird damit ein arbeitsweltbezogenes Syndrom durch chronische Stressoren verstanden, das Hauptsymptom ist eine anhaltende Erschöpfung. Ein Burnout zieht eine biologische und psychische Veränderung sowie eine enorme Leistungsminderung nach sich. Besonders häufig bei Männern in der Altersspanne zwischen 30 und 60 Jahren und – interessanterweise – je höher der jeweilige sozioökonomische Status des Mannes ist.

Männer, die den Weg in meine Haarpraxis im Zuge ihres Burnouts finden, kommen oft erst, wenn das Haarausfallprogramm schon angefangen hat. Ihre Erschöpfung ist ihnen nicht nur am Haarausfall, sondern auch an den dunklen Schatten von nervlicher Verzehrung in ihren inneren Augenwinkeln anzusehen. Diese Männer haben alle die warnenden Vorzeichen ignoriert und sind mit dem Burnout in einer Sackgasse gelandet. Dieser Zustand geht auf Kosten ihrer ganzen Gesundheit und ihres guten Aussehens. Am Ende dieser Kette setzt dann noch frühzeitiges Ergrauen und/oder Ausfallen der Haare ein.

Äußere Faktoren wie Arbeitsbelastung, soziale Konflikte und hohe Leistungsanforderungen können Stress verursachen. Persönliche Stressfaktoren wie Perfektionismus, Ungeduld und der Wunsch, es allen recht zu machen, verstärken diesen Stress weiter. Diese Stressverstärker sind Teil unserer Persönlichkeit, sie erhöhen den empfundenen Druck. Der äußere Stress wird durch den inneren Druck verstärkt. Dies kann oft dazu führen, dass man sich aus sozialen Kontakten zurückzieht, da alles überwältigend erscheint, selbst das Gespräch mit Freunden wird als belastend empfunden. Dadurch geht das Gefühl verloren, von seinem Umfeld verstanden und unterstützt zu werden.

Das innere Glück und die Freude schwinden allmählich, die wahrgenommene Verantwortung wird noch größer und belastender. Ein unschöner Kreislauf, der leider auch in die Alkoholsucht führen kann.

> **Was Dauerstress mit uns macht**
>
> Dauerstress schüttet Cortisol aus, was zu den folgenden Symptomen führt:
> - Konzentrationsstörungen, reduzierte Merkfähigkeit, verringerte Arbeitsleistung
> - Stimmungsschwankungen, Deprimiertheit, Ängstlichkeit, Zynismus oder Wut
> - Kopfschmerzen bis hin zu Migräne
> - chronische Rückenschmerzen bis hin zu Bandscheibenvorfällen
> - Bluthochdruck bis hin zu Herzinfarkt
> - schlechte, hastige oder gar keine Nahrungsaufnahme
> - Übersäuerung, Mineralentzug
> - Dehydrierung aufgrund von Wassermangel oder erhöhtem Kaffeekonsum
> - Magen- und Darmstörungen
> - Haarausfall, Kopfhautschuppen, trockene Haut
> - nächtliches Zähneknirschen
> - Schlafstörungen
> - Angststörungen
> - Immunsystemschwäche durch Dauerstress (Infektionskrankheiten oder Allergien werden chronisch)
> - Libidoverlust, Impotenz

Wenn Sie bei sich bereits alle oder einige dieser Symptome bemerken, handeln Sie bitte so schnell wie möglich – zum Wohl Ihres eigenen Interesses und dem Ihrer engsten Angehörigen: Reduzieren Sie Ihre Arbeitsbelastung, setzen Sie sich Prioritäten und vor allem realistische Ziele. Erschaffen Sie ein effizientes Zeitmanagement und die Fähigkeit, **Nein** zu sagen, um Überlastung zu vermeiden. In manchen Fällen kann es sogar notwendig werden, den Arbeitsplatz zu wechseln oder die berufliche Ausrichtung neu zu überdenken. Holen Sie sich therapeutische Hilfe, denn es ist nicht immer einfach, die Ursachen des Burnouts in der Tiefe zu verstehen und die eigenen Bedürfnisse zu erkennen. Erlernen Sie Techniken zur Stressreduktion, wie z. B. Entspannungsübungen, Meditation oder Atemtechniken. Fördern Sie gesunde Lebensgewohnheiten, vor allem, an erster Stelle, kümmern Sie sich um ausreichend Schlaf, gesunde Ernährung und regelmäßige Bewegung.

Alopezie –
diffuser Haarausfall

Diese Form des Haarausfalls zeichnet sich dadurch aus, dass die Haare über die gesamte Kopfhaut ohne besondere Betonung an bestimmten Stellen ausfallen. Die zugrunde liegende Ursache für diese Art von Krankheit, Alopezie genannt, ist immer eine Störung im Verlauf der Haarwachstumsphase, auch als Anagenphase bekannt. In dieser Phase wird das Haar regelrecht aus seiner normalen Wachstumsphase herausgerissen und dadurch nachhaltig geschädigt. Beim »Soforttyp« tritt der Haarausfall abrupt und rasch voranschreitend auf. Eine erhebliche Ausdünnung der Kopfbehaarung kann innerhalb kurzer Zeit deutlich erkennbar sein. Die Schädigung muss etwa ein bis drei Monate vor Beginn des Haarausfalls stattgefunden haben. Die Ursachen sind oft komplex.

Im Gegensatz dazu verläuft der Haarverlust beim »Spättyp« schleichend. Dies führt zu einer leicht erhöhten Rate des Haarausfalls und allmählich zu einer diffusen Reduzierung der Kopfbehaarung. Die auslösende Schädigung bei dieser Art von Haarausfall kann länger zurückliegen und kann durch Faktoren wie chronische Infektionen, organische Funktionsstörungen, Vergiftungen, Bulimie und Magersucht verursacht werden. Die zugrunde liegende Ursache muss diagnostiziert und behandelt werden. Mesotherapie und Platelet Rich Plasma (PRP) können hierbei ebenfalls als unterstützende Maßnahmen dienen, das Haarwachstum zu fördern.

Kreisrunder Haarausfall

Etwa 1,4 Millionen Menschen in Deutschland leiden an kreisrundem Haarausfall (Alopecia areata), der häufigsten Form dieses Haarausfalls. Diese Erkrankung kann in jedem Lebensalter auftreten, bevorzugt aber im zweiten und dritten Lebensjahrzehnt. Der kreisrunde Haarausfall beginnt oft auf der behaarten Kopfhaut, kann jedoch bei Männern auch im Bartbereich oder bei der Körperbehaarung beginnen. Die Haare fallen nicht gleichmäßig aus, sondern in einem klar umrissenen Bereich, der dann völlig kahl wird. Während dieses Prozesses treten keine Schmerzen, Schuppen oder Juckreiz auf.

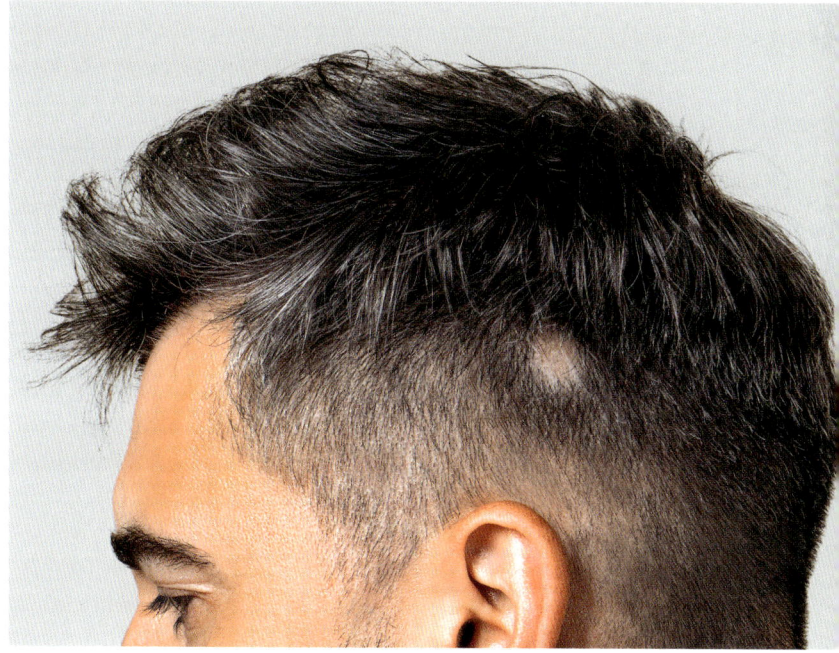

Alopecia areata seitlich

Alopecia areata kann zu einem kompletten Verlust der gesamten Körperbehaarung führen, was als Alopecia universalis bezeichnet wird. In etwa 80 Prozent der Fälle wachsen alle Haare nach vier bis fünf Monaten wieder nach, da die Haarfollikel intakt bleiben. Ein charakteristisches Merkmal von Alopecia areata sind die sogenannten »kleinen Ausrufezeichen-Haare« an den Rändern des betroffenen Bereichs. Diese Haare sind an der Wurzel dünner als an der Spitze, und die kahlen Stellen fühlen sich glatt an. Zudem können Veränderungen an den Fingernägeln auftreten, wie beispielsweise Rillen, Einstiche oder eine raue Oberfläche, diese Veränderungen lassen sich leicht von außen erkennen.

Die Ursache dieses Haarausfalls liegt in einer Autoimmunerkrankung, bei der körpereigene Abwehrzellen (die sog. zytotoxischen T-Zellen) Haarfollikel als fremd einordnen und versuchen, sie zu zerstören. Anstelle der Abwehr von Viren, Bakterien und Pilzen richtet sich die Immunreaktion gegen die Zellen in den Haarwurzeln. Dies führt zunächst zu einer Entzündungsreaktion, die das Haarwachstum beeinträchtigt und schließlich zum Haarausfall führt. Wenn der Haarausfall fortschreitet und alle Kopfhaare verloren gehen, spricht man von Alopecia totalis. Die Diagnosestellung gestaltet sich aufgrund der zahlreichen möglichen Ursachen für Haarausfall als schwierig und kann mitunter zeitaufwändig sein.

Ist der kreisrunde Ausfall noch »frisch«, sollte schulmedizinisch sofort eine immunsupprimierende Behandlung mit einer äußerlich aufgetragenen Cortisonlösung angewandt werden. Die lokalen Entzündungen werden unterdrückt, damit keine weiteren Follikel beeinträchtigt werden und ausfallen. Alles, was stark entzündungshemmend wirkt, ist hier in der Therapie gegen Alopecia areata oder totalis von Vorteil. In der türkischen Kultur werden gerne die kreisrunden Stellen mit einer Knoblauchzehe eingerieben. Die ätherischen Öle Rosmarin, Lavendel und Thymian können auf die Kopfhaut über mehrere Wochen einmassiert werden und zeigten dabei sehr positive Reaktionen. Zusätzlich kann hochdosiertes Vitamin C als Infusion verabreicht werden. Wie immer sollten Sie auch auf eine gute Ernährung achten.

> **Spannend!**
>
> Je nach Veranlagung und Stoffwechsel wächst ein Haar im Monat etwa 0,9 bis 1,5 Zentimeter. Beim Menschen erfolgt das Haarwachstum in Zyklen und nicht kontinuierlich. Die Haarbildung ist einer der aktivsten Syntheseprozesse des menschlichen Organismus und kann deshalb schon durch geringe Störungen unmittelbar beeinträchtigt werden, dabei zeigt jeder Haarfollikel seinen eigenen Zyklus völlig unabhängig von den Nachbarfollikeln. Ein normaler Haarzyklus dauert sechs bis acht Jahre.

Altersbedingter Haarausfall

Wie oft höre ich in meiner Haarsprechstunde, dass Kunden mir berichten, wie sie von Dermatologen mit ihrem Haarausfall als »genetisch bedingt« eingestuft wurden. Wenn Sie bis hierhin gelesen haben, wissen Sie auf jeden Fall schon viel mehr als der Arzt, denn Sie kennen all die verschiedenen anderen Gründe für Haarausfall. Die meisten von ihnen haben nichts mit Genetik zu tun.

Generell werden im Laufe eines Lebens acht bis zwölf Haare aus einem Follikel produziert. Je nach Veranlagung kann es sein, dass einem Menschen leider nur vier bis sechs Haare pro Follikel »geschenkt« sind. Und hier kommt nun die Genetik bei Haarausfall ins Spiel.

Wenn also ein junger Mann im Worst-Case-Szenario eine Veranlagung besitzt, nur sechs Haare pro Haarfollikel am Oberkopf im Leben zu produzieren und diese Wachstumsphasen sich dann auf nur etwa vier Jahre auf dem Kopf verkürzen, kann man sehr leicht ermitteln, wann er die meisten seiner Haare verlieren wird. Dieser junge Mann wird mit dem Alter von 21 Jahren schon starke Glatzenbildung zeigen, mit 28 Jahren ist das Haar definitiv am Oberkopf komplett ausgefallen.

Die Haar-Formel
Produktion Haar × Lebensdauer Haar = Zeitpunkt des Haarausfalls

Nun kommt noch Folgendes dazu: Ab dem dritten Lebensjahrzehnt beginnt die körpereigene Produktion des Wachstumshormons Somatotropin, das eine wichtige Rolle im Zellwachstum spielt, abzunehmen. Dies betrifft auch die Haare, die zu den am schnellsten wachsenden Zellen im Körper gehören und ebenfalls durch Somatotropin reguliert werden. Dieses Hormon beeinflusst auch die Fettverbrennung und die Proteinsynthese im Körper. Alle zehn Jahre nimmt die Produktion dieses Hormons um etwa 15 Prozent ab, was bedeutet, dass im Alter von etwa 60 Jahren möglicherweise bereits 50 Prozent dieses Hormons verloren gegangen sind. Unsere Alterungsprozesse und der Abbau von Funktionen im Körper gehen also Hand in Hand mit einer abnehmenden Produktion von Somatotropin.

Zusätzlich erneuern sich die Zellen des Körpers ungefähr alle sieben Jahre vollständig, wobei diese Zeiträume von Person zu Person leicht variieren können. Der menschliche Körper durchläuft also regelmäßige Zyklen, in denen er ständig daran arbeitet, neue Zellen zu bilden. Während dieser Lebensphasen verändert sich der Mensch kontinuierlich. Die Siebenjahreszyklen stellen eine Art »Generalüberholung« des Körpers dar, bei der Verbrauchtes abgestoßen und erneuert wird, ähnlich wie bei der Häutung einer Schlange. Dieser Prozess verdichtet gewissermaßen die bisherige

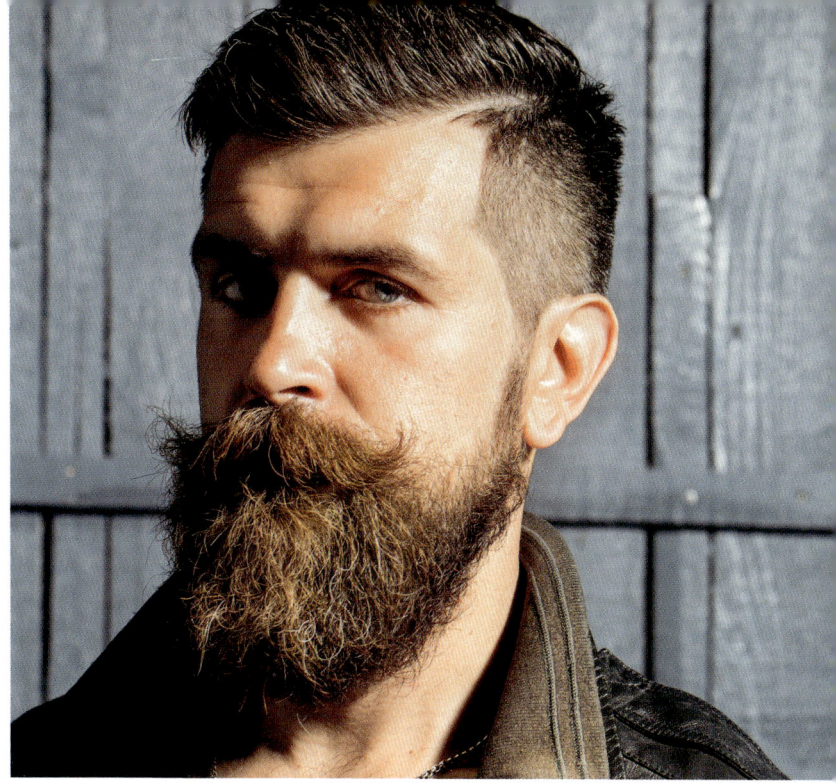

Dieser Herr weist eine gute Haargenetik auf.

Lebens- und Ernährungsweise. Gesundheitliche Ungleichgewichte, die in diesen Phasen auftreten, können sich mit der Zeit chronisch entwickeln. Wenn es um Haarausfall geht, ist das Alter der Kunden oft ein wichtiger Faktor, um festzustellen, ob sie sich in einer solchen Phase der Veränderung und Erneuerung befinden. Der Haarausfall kann in diesen Zyklen plötzlich auftreten oder sich über die Jahre hinweg schleichend entwickeln und während Zeiten der Erneuerung unvermutet »Vollgas« geben.

Zyklen, in denen Veränderung und Neubildung der Zellen stattfinden

In der Entsprechung des Alters
7–8 Jahre
14–15 Jahre
21–22 Jahre
28–29 Jahre
*ab 30 Jahre – verringerte Produktion des Wachstumshormons Somatotropin
35–36 Jahre
42–43 Jahre
49–50 Jahre
56–57 Jahre
63–64 Jahre
70–71 Jahre
77–78 Jahre
84–85 Jahre

Genetisch bedingter Haarausfall

Meine langjährige Beobachtung zeigt, dass Männer, die bis zum 42. Lebensjahr absolut keine Anzeichen von Haarausfall aufweisen, in der Regel ihre Haare noch für eine längere Zeit behalten werden. Besorgniserregend sind die Jahre 21, 28 und 35 bei genetisch bedingtem Haarausfall, da in den vitalen, jungen Jahren die Bedeutung der Haare für die persönliche Identität besonders hoch ist. Frühe Anzeichen von Haarausfall können unregelmäßige Veränderungen im Haaransatz, die Bildung von Geheimratsecken und dünner wirkende Konturhaare sein. Oft verlieren die Haare ihren Glanz und wirken stumpf.

Die sogenannte androgenetische Alopezie ist die häufigste Form von diffusem Haarausfall bei Männern und Frauen. Sie wird durch eine erhöhte

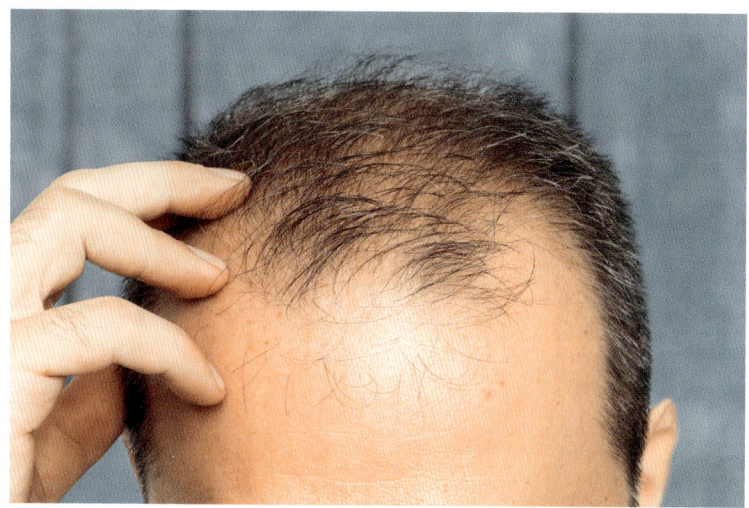

Androgenetische Glatzenbildung

Empfindlichkeit der Haarfollikel gegenüber normalen Mengen männlicher Hormone verursacht, nicht durch einen Anstieg dieser Hormone. Dieses Muster ist genetisch bedingt und kann durch Umweltfaktoren beeinflusst werden, dazu zählen Ernährung, Lebensweise, Stress oder Belastung durch Umweltgifte.

Die Glatzenbildung beim Mann tritt auf, wenn die genetisch festgelegte Anzahl der Haarfollikelteilungen am Kopf erschöpft ist. Dieser Prozess wird durch die Wirkung männlicher Hormone beschleunigt, was zu einer Verkürzung der Wachstumsphase und einer längeren Ruhephase der Follikel führt. Die Haare werden dünner und verlieren ihre Pigmentierung. Diese sehr schwachen Härchen geben nach zwei bis drei Zyklen dann auch die Produktion auf.

Die wissenschaftliche Erklärung für diesen Prozess lautet wie folgt: Bei Männern ist hauptsächlich das Enzym alpha-Reduktase Typ II im mittle-

Schwache **Härchen**

Miniaturisierte Haare sind nicht mehr in der Lage zu wachsen, da ihre Haarfollikel nicht mehr die Fähigkeit besitzen, daraus kräftige und pigmentierte Haare zu entwickeln. Wenn bei langanhaltendem Haarausfall die Härchen kürzer als ein Zentimeter sind und keine Pigmentierung aufweisen, deutet dies darauf hin, dass die Haarwurzel erschöpft ist und keine kräftigen Terminalhaare mehr erzeugen kann. In solchen Fällen bleibt lediglich der Ansatz, das vorhandene Haar von innen und außen so gut wie möglich zu stärken und zu erhalten.

ren und hinteren Kopfbereich für die Umwandlung von Testosteron in das für den Haarausfall verantwortliche alpha-Dihydrotestosteron (DHT) verantwortlich. Dieses Enzym ist in diesem Bereich stärker ausgeprägt und führt zu einer erhöhten Konvertierung von Testosteron in DHT, was wiederum das Haarwachstum am Follikel stoppt. In der vorderen Haarlinie hingegen bewirkt das Enzym beta-Hydroxysteroid-Dehydrogenase, dass das alpha-Dihydrotestosteron in das weniger wirksame alpha-Androstandiol umgewandelt wird. Dadurch wird dem Haarausfall in diesem Bereich entgegengewirkt. Das Haar im Seiten- bis Nackenbereich ist gegenüber DHT resistent und bleibt daher erhalten. Es entsteht das »Opakränzchen«. Dieser Teil der Kopfbehaarung ist optimal für Transplantationen zu verwenden, weil diese Haare nicht ausfallen.

Ist jedoch das »Kränzchen« durch Haarausfall ebenfalls ausgedünnt, muss man von einer Beeinträchtigung des Immunsystems ausgehen. Als Therapieoption für Männer steht Finasterid in Tablettenform zur Verfügung. Es hemmt das Enzym alpha-Reduktase im Haarfollikel und kann bei etwa 80 bis 85 Prozent der Männer nach etwa einem halben Jahr positiv wirken. Die Anwendung sollte jedoch lebenslang erfolgen, da das Absetzen des Medikaments zum erneuten Haarausfall führen kann. Als mögliche Nebenwirkungen des Medikaments kann bei etwa zwei Prozent der Männer eine geringfügige Potenzminderung auftreten, bei den meisten verringert sich das Ejakulatvolumen um 10–20 Prozent.

Es ist jedoch wichtig zu beachten, dass diese Effekte nicht die Zeugungsfähigkeit beeinträchtigen, da die Spermienanzahl unverändert bleibt. Unter der Anwendung von Finasterid steigt der körpereigene Testosteronspiegel um etwa zehn Prozent an. Dennoch kann es bei einem von 1000 Anwendern zu einer unerwünschten Brustvergrößerung kommen. Falls dies bei Ihnen der Fall sein sollte, wird empfohlen, das Medikament SOFORT abzusetzen. Positiver Effekt: Finasterid hat auch eine verkleinernde Wirkung auf die Prostata. Erleben Sie nach einem halben Jahr keinen Haarwuchseffekt, brauchen Sie das Medikament nicht weiter einnehmen. Alternativ dazu stehen Therapieansätze wie Mesotherapie und Platelet Rich Plasma (PRP) zur Verfügung (s. S. 101 ff.).

Volles und **gesundes Haar** – was kann ich dafür tun?

Wirklich gesundes Haar besticht immer durch ein natürliches, stabiles Volumen. Das Haar selbst ist fest, nicht weich, wie viele immer glauben. Es gibt sich flexibel und ist leicht formbar. Gesundes, schönes Haar ist unkompliziert.

Den **Haarwuchs** anregen

Im Folgenden möchte ich Ihnen verschiedene Methoden vorstellen, Ihr Haar zu erhalten oder den Haarwuchs wieder anzuregen. So können Sie Ihrem Haar auf die Sprünge helfen!

Mögliche Therapien

Mesotherapie

Die Mesotherapie ist die derzeit einzige Methode, die das Haar aus der Tiefe der Kopfhaut wieder zum Wachstum anregt. Sie kann unterstützend helfen, um wieder ein volles Terminalhaar zu erhalten, oder die Kopfhaut zu regenerieren, von Schuppen zu befreien und eine Überfettung zu stoppen. Verabreicht wird ein Cocktail aus Pflanzenextrakten, homöopathischen Arzneimitteln, Vitaminen und klassischen Arzneistoffen. Mögliche Inhaltsstoffe können sein: Coffein, Procain, Thymusextrakt, Taurin, Bepanthen, Hyaluron, Pyroxidin, Vitamin-B-Komplex, Vitamin H, Vitamin C, Eisen, Amino- und Nukleinsäuren.

Mithilfe einer speziellen Spritzenpistole (ähnlich einer Tätowiernadel), die eine hauchfeine Nadel besitzt, wird diese Mixtur knapp unter die Kopfhaut injiziert. Die Wirkstoffe werden nur in geringen Dosierungen verabreicht (Mikrodosierungen). Sie gelangen dadurch nicht in den Blutkreislauf und belasten somit auch nicht den Organismus. Die Injektionen erfolgen zunächst hauptsächlich an den sich lichtenden Stellen der Kopfhaut und an den angrenzenden Zonen. Durch tiefere Einstiche können die Arznei- und

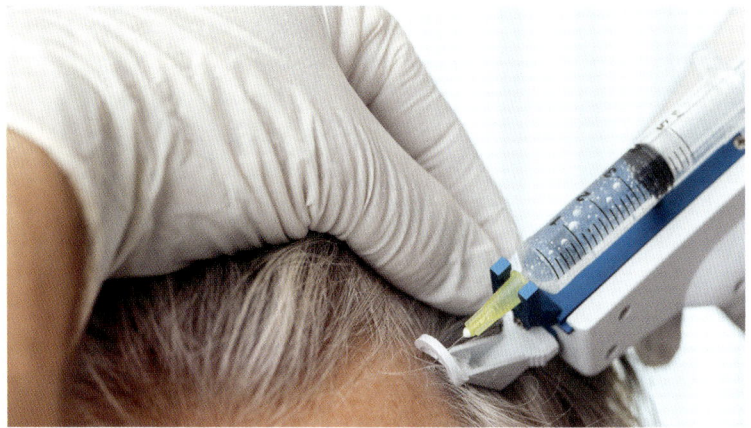
Die Mesotherapie ist wachstumsanregend für das Haar.

Nährstoffe auch in das Bindegewebe der Kopfhaut gebracht werden. Dort bilden sie Langzeitdepots, um die Kopfhaut über einige Zeit kontinuierlich zu regenerieren, zu vitalisieren und die Haarwurzeln zu stimulieren. Es sind am Anfang im Allgemeinen sechs Sitzungen im Abstand von einer Woche nötig. Aufbausitzungen erfolgen danach in monatlichen Abständen.

Ist das Haar wieder stabil verankert, kann pro Quartal und später nach individuellen Bedürfnissen Mesotherapie zur Auffrischung erfolgen. Der Haarverlust kann meist innerhalb von vier Wochen gestoppt werden. Neue Haare werden zum Wachstum angeregt und sind nach drei bis vier Monaten sichtbar. Einziger Nachteil: Die Mesotherapie ist leider – wie so viele nützliche und nebenwirkungsfreie Therapien – keine gesetzliche Kassenleistung.

PRP-Therapie (Platelet Rich Plasma)

Das menschliche Blut enthält unterschiedlichste lebende Zellen. Bei der PRP-Methode wird Blut abgenommen und in einer Zentrifuge geschleudert. Dabei setzt sich nach oben hin reines Blutplasma ab, welches im gleichen Verfahren wie bei der Mesotherapie in die Kopfhaut injiziert wird. Dieses konzentrierte, angereicherte Blutplasma enthält eine besonders hohe Menge an Blutplättchen, Wachstumsfaktoren und Proteinen. Das PRP kann in der Kopfhaut an der Haarwurzel eine Verjüngung und Zellregeneration bewirken. Diese Zellregeneration kann Haarausfall stoppen und das Haarwachstum anregen. PRP stimuliert die Stammzellen der Haarwurzeln, verbessert die Blutzirkulation des aufkeimenden Haares und regeneriert absterbende Haarwurzeln. Ein natürliches Gleichgewicht im Kopfhautmilieu wird wieder hergestellt.

Ernsthafte Nebenwirkungen wie Allergien gibt es nicht, da es ja der körpereigene Stoff ist, der zurückgespritzt wird. Nach Möglichkeit sollten eine Woche vor der PRP-Therapie keine Blutverdünner wie Aspirin, Schmerz- oder Rheumamittel eingenommen werden, da diese die Qualität des Blutes für diese Therapie hemmen. Liegt eine entzündliche Autoimmunerkrankung vor, wird ebenfalls von einer PRP abgeraten, um nicht noch weitere Entzündungen auf der Kopfhaut zu triggern. Diese Methode wird aufgrund ihrer hohen Regenerationskraft des Plasmas auch schon in der Orthopädie an Gelenken und in der Beautybranche zur tieferen Hauterneuerung gezielt angewendet. Bei Haartransplantationsinstituten ist sie bereits absoluter Standard, so wird an dem folgenden Tag nach der Transplantation dafür gesorgt, den verpflanzten Follikeln einen optimalen Nährboden zu schaffen.

Lichttherapie

Die Lichttherapie bei Haarausfall, auch bekannt als Low-Level-Lasertherapie (LLLT) oder Photobiomodulation, ist eine nicht invasive Behandlungsmethode, die zur Bekämpfung von Haarausfall verwendet wird. Bei der Lichttherapie wird niedrig dosiertes Laserlicht oder LED-Licht auf die Kopfhaut gerichtet, um die Zellaktivität und Durchblutung der Kopfhaut bis zum Haarfollikel zu erhöhen. Das Wachstum der Haare kann dadurch gefördert und der Haarausfall verlangsamt werden, er wird durch tragbare Haarwuchshelme, Kämme, Bürsten oder Haarwuchskappen erreicht. Die

Patienten setzen diese Geräte in der Regel für eine bestimmte Zeitdauer regelmäßig auf ihre Kopfhaut auf.

Die Wirksamkeit der Lichttherapie bei Haarausfall kann von Person zu Person variieren. Nicht alle erleben einen deutlichen Zuwachs an neuem Haar. Aufgrund des Haarwuchszyklus erfordert Lichttherapie Geduld, da die Ergebnisse normalerweise nicht sofort sichtbar sind. Es kann Wochen bis Monate dauern, bis Veränderungen im Haarwachstum bemerkbar werden. Die Kontinuität der Anwendung ist hier wichtig, um positive Ergebnisse zu erzielen.

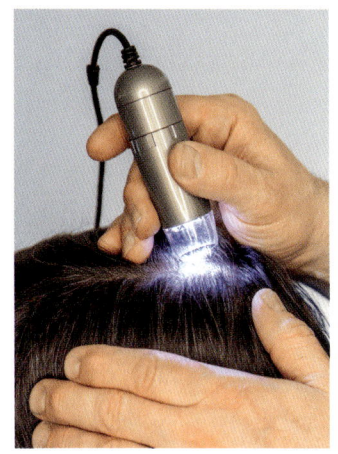

Das LED-Mikroskop verstärkt den Blick auf die Kopfhaut.

Die Lichttherapie gilt als sicher und schmerzfrei. Sie verursacht normalerweise keine Nebenwirkungen, wenn sie gemäß den Anweisungen verwendet wird. Natürlich ist es wichtig, nur zertifizierte und geprüfte Geräte zu verwenden, um diese Sicherheit zu gewährleisten.

Stammzellentherapie

Stammzellen spielen eine entscheidende Rolle bei der Regeneration und Reparatur von Geweben und Organen im Körper. Sie können verletzte oder beschädigte Zellen ersetzen und dadurch die Funktion von Geweben wieder herstellen. Stammzellen können sich in verwandte und auch verschiedene Zelltypen des Körpers verwandeln. Diese bemerkenswerte Eigenschaft hat dazu geführt, dass sie bereits in der Wiederherstellung von Haut und Haaren eingesetzt werden. Aufgrund ihrer besonderen Eigenschaften werden Stammzellen in der regenerativen Medizin und Forschung intensiv untersucht. Ganz bestimmt können wir daraus effektive Therapien für eine Vielzahl von Gesundheitsproblemen in der näheren Zukunft erwarten. Noch vorhandene Haarfollikel können sich durch Stammzellentherapie gegen Haarausfall wieder zu ihrer normalen Größe und Funktionsfähigkeit herausbilden.

Bei dieser Therapie werden intakte Haarfollikel an zwei bis drei Arealen, ohne sichtbare Narbenbildung, ausgestanzt – und zwar aus den Regionen, in denen die Haare absolut immun gegen die männlichen Hormone sind. Hieraus werden Stammzellen durch eine Zentrifuge gewonnen, danach gemahlen, mit Kochsalzlösung vermengt, dann filtriert, bis ein Zellkonzentrat namens Lyophilisat erhalten wird. Danach wird diese Zelllösung mit vielen kleinen Injektionen in die Flächen injiziert, bei denen der Haarausfall besteht. Frühestens vier Monate nach dieser Behandlung zeigen sich erste sichtbare Erfolge. In den meisten Fällen reicht eine Behandlung, diese kann aber jederzeit erneuert werden. Die Stammzellenverpflanzung dauert nicht länger als 90 Minuten und ist durch lokale Anästhesie kaum spürbar. Da diese kostspielige Behandlung noch nicht ausreichend erforscht ist, wird sie von Krankenversicherungen auch nicht abgedeckt. Die Kosten für die Stammzellenverpflanzung beginnen derzeit bei etwa 1200 Euro und können je nach Haarinstitut noch weit höher sein.

Haarwuchsmittel
Minoxidil
Regain ist eines der am meisten verkauften Haarwuchsmittel. Der Inhaltsstoff Minoxidil wird hauptsächlich zur Behandlung von erblich bedingtem Haarausfall (androgenetische Alopezie, s. S. 88 ff.) bei Männern und Frauen verwendet. Minoxidil ist von Haus aus eine blutdrucksenkende Substanz. Die Lösung wirkt entzündungshemmend am Haarfollikel, dadurch kann mehr Energie in das Haar eintreten. Es kann in dem ein oder anderen Fall helfen, jedoch tatsächlich sind nur zehn Prozent der Anwender mit der Wirkung von Minoxidil wirklich zufrieden. Das deckt sich absolut mit den Beobachtungen in meinen Haarsprechstunden. Bei (nur) 30 Prozent der Anwender von Minoxidil kann das Haar flaumartig nachwachsen, was für viele wegen der optischen Wirkung oft schon ein akzeptables Ergebnis ist.

Dieses Flaumhaar ist jedoch meist dünner und auch kürzer als das Resthaar, und beim Absetzen des Mittels fällt es schlagartig wieder aus.

Im Falle des Wirkstoffs Minoxidil kann oft schon nach einer halben Stunde spürbar der Blutdruck sinken – Anwender mit generell niedrigem Blutdruck sollten hier also sehr vorsichtig sein. Nach einem halben bis einem Jahr Gebrauch von Minoxidil sind Ekzeme, Rötungen und Reizungen im Bereich der Kopfhaut keine Seltenheit. Tritt so eine Kontaktallergie auf, bitte das Mittel sofort absetzen, denn sonst provozieren Sie weiteren Haarausfall.

Haarwasser können meistens nur eine »Brücke bauen«, bis die nächste Generation Haare heranwächst. Solange die Telogenphase (Endphase) aktiv ist, bewirken sie gar nichts. In den meisten Fällen ist nach 8–16 Wochen der Haarausfall sowieso vorbei, und der »Erfolg« wurde dann auf das jeweilige Produkt geschoben. Man hätte also genauso gut einfach abwarten können, ohne irgendetwas Bedenkliches auf die Kopfhaut zu applizieren. Erst wenn der Haarausfall länger als fünf Monate andauern sollte, ist eine ärztliche Stoffwechselanalyse auf jeden Fall ratsam.

Shedding

Shedding (engl.: haaren, Häutung) bezieht sich auf den vorübergehenden Haarverlust, der am Anfang einer Haarwuchstherapie auftreten kann. Dies ist ein Zeichen dafür, dass die angewandte Therapie wirkt. Während des Sheddings verliert man Haare, die sich bereits in der Ruhephase befanden, bevor die Behandlung begonnen hat. Die Therapie, sei es durch Kopfhautbürsten, Haarwasser oder Mesotherapie, beschleunigt diesen Prozess. Shedding dauert etwa 2–4 Monate, danach sieht man das nachwachsende Haar in Form von kleinen Spitzen.

Expertentipp: Spirulina und Kieselsäure für eine **natürliche Entgiftung**

Spirulina – ein wahres Nahrungskraftwerk

Spirulina, eine sehr nährstoffreiche Blaualge, wirkt allgemein immunstärkend, entgiftet und entsäuert den Körper, sorgt durch den basischen pH-Wert für eine intakte Darmflora, hemmt Entzündungen und wirkt regulierend auf den Fettstoffwechsel. Sie enthält viele Vitamine, Mineralstoffe, Spurenelemente und strotzt kraftspendend vor pflanzlichem Eiweiß. Die Alge kommt nicht aus dem Meer, sondern wird in Süßwasserbecken, zum Beispiel in Kalifornien oder Indien, streng biologisch kontrolliert gezüchtet. Spirulina enthält kein Jod und kann deshalb auch von Schilddrüsenpatienten bedenkenlos eingenommen werden.

Weitere Inhaltsstoffe bzw. Wirkungsweisen von Spirulina:

- Das blaue Pigment Phycocyanin ist zu 15 Prozent in Spirulina enthalten. Es verhindert Nervenvergiftungen und beschleunigt die Zellkontrollfunktion.
- Phycocyanin und ß-Carotin wirken antioxidativ. Phycocyanin hemmt Entzündungen und wirkt antiarthritisch. ß-Carotin regt die Pigmentierung an und verleiht eine gesunde und frische Haut- und Haarfarbe.
- Menschen mit Herpes Simplex können gleichfalls von dieser immunstärkenden Substanz profitieren.
- Durch Spirulina können Menschen ihren Eisenmangel im Blut innerhalb von 30 Tagen um etwa 60 Prozent erhöhen.
- Der Cholesterinspiegel wird nachweislich gesenkt und stärkt dadurch das Herz-Kreislauf-System.
- Spirulina enthält B-Vitamine für starke Nerven und einen geruhsamen Schlaf.

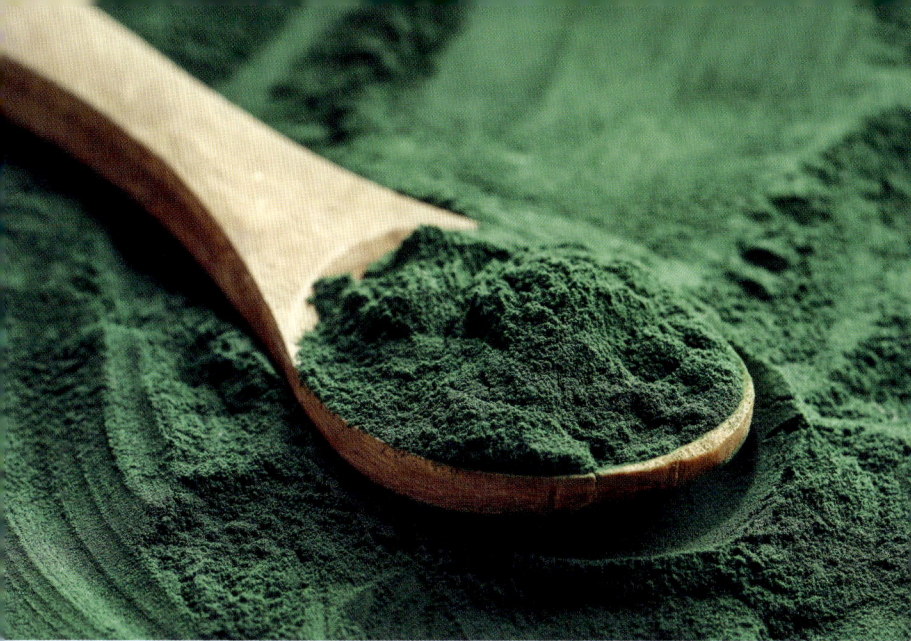

Spirulina unterstützt Haut und Haar

- Der hohe Gehalt an Aminosäuren bindet Gifte und Schwermetalle und leitet diese aus.
- Das in Spirulina enthaltene Leucin sorgt für einen guten Energiestoffwechsel in Muskulatur und Gehirn.
- Fördert die Entwicklung und das Wachstum der Zellen
- Lysin ist ein Baustein für Antikörper, stabilisiert das Immunsystem und stärkt das Herz-Kreislauf-System.
- Phenylalanin entgiftet die Leber und fördert den gesunden Stoffwechsel.
- Durch Tryptophan wird das Nervensystem reguliert.
- Threonin ist für die Regulation der Verdauungsenzyme zuständig.
- Valin sorgt für Muskelkoordination.
- Cystein reguliert den Blutzuckerspiegel.
- Die Glutaminsäure unterstützt die Hirnfunktion.

Die Einnahme von Spirulina in Pulver- oder Tablettenform hat sich als sehr hilfreich erwiesen. Der hohe Mineralstoffgehalt von Spirulina hilft dem Körper zudem, Giftstoffe und Antioxidantien zu binden und so zu entsäuern, was ebenfalls zu gesundem Haar beiträgt. Ebenso fördert der hohe Mineralstoffgehalt das Zellwachstum und den gesunden Zellaufbau.

Beginnen Sie langsam mit der Einnahme, denn über Spirulina wird eine Entgiftung und Entsäuerung eingeleitet. Nehmen Sie die Tabletten immer morgens auf nüchternen Magen mit einem großen Glas Wasser oder Saft ein.

Silizium – Struktur pur

Silizium, besser bekannt als Kieselerde, bildet im Körper in fast allen Bereichen feste Strukturgerüste. Das Bindewebe, die Haut, unsere Haare, Fingernägel, Sehnen, Bänder, Knorpelmasse sowie unsere Knochen erhalten ihre festigende und elastische Stabilität zu 70 Prozent aus Silizium. Silizium beschleunigt die Bildung von Elastin und Kollagen, wichtigen Fasern für die Festigkeit und Elastizität des Bindegewebes und anderer Organe. Mit zunehmendem Alter nimmt der Siliziumgehalt im Körper ab und beschleunigt den Alterungsprozess. Ab etwa 40 Jahren zeigen sich oft erschlaffte Haut und Bindegewebe aufgrund von Siliziummangel. Dieser Mangel kann zu degenerierten Bändern, Sehnen und Gelenken, Arthrose, brüchigen Knochen usw. führen. Silizium muss dem Körper zugeführt werden, da er es nicht selbst herstellen kann. Lebensmittel wie Hirse, Hafer, Kartoffeln, Brennnesseln und Bambus sind reich an Silizium, aber Nahrung allein kann oft nicht ausreichen. Kolloidales oder organisches Silizium in leicht warmem Wasser aufgelöst kann den Anti-Aging-Effekt maximieren. Ich bevorzuge Siliziumgel, denn in dieser Form sind die Kristalle schon optimal aufgelöst. Pur auf die Haut aufgetragen, hilft es sofort bei Sonnenbrand und Verbrennungen. Schwellungen, Rötungen, allergische Reaktionen der Haut heilen schneller ab.

Um Ihre Siliziumreserven aufzufüllen, nehmen Sie etwa drei Monate lang täglich einen Esslöffel ein, gefolgt von einer Erhaltungsdosis alle zwei bis vier Tage solange Sie möchten.

Medizinische Herangehensweisen
Haartransplantation

Die **FUE-Haartransplantation** (»Follicular Unit Extraction«) ist eine beliebte Wahl für Menschen, die eine Haartransplantation in Betracht ziehen, da sie eine minimalinvasive Technik ist, die natürliche und dauerhafte Ergebnisse liefern kann, ohne sichtbare Narben im Spenderbereich zu hinterlassen. Bei der FUE-Haartransplantation werden einzelne Haarfollikel oder follikuläre Einheiten mit einer winzigen Hohlnadel aus dem Spenderbereich des Patienten entnommen. Der Spenderbereich ist normalerweise am Hinterkopf, wo die Haare in der Regel dichter und widerstandsfähiger gegen Haarausfall sind. Die entnommenen Haarfollikel werden in einzelne follikuläre Einheiten aufgeteilt. Jede Einheit enthält Haarwurzeln und umgebendes Gewebe. Die vorbereiteten follikulären Einheiten werden dann einzeln in die vorbereitete und vorgestanzte Zone des Haarausfalls implantiert.

Ein großer Vorteil der FUE-Methode ist, dass sie keine sichtbaren Narben im Spenderbereich hinterlässt, da keine Hautstreifen wie früher entnommen werden. Stattdessen gibt es nur winzige Punktmarkierungen, die normalerweise von den umgebenden Haaren verdeckt werden. Sogar ein modischer, extrem kurzer Maschinenhaarschnitt vom Friseur ist danach möglich.

Die **DHI-Haartransplantation** steht für »Direct Hair Implantation« und ist eine spezialisierte Methode der Haartransplantation. Bei der DHI-Haartransplantation werden Haarfollikel aus dem Spenderbereich des Patienten entnommen, ähnlich wie bei der FUE-Methode. Der entscheidende Unterschied besteht darin, dass bei der DHI-Methode die entnommenen Haarfollikel direkt in die Empfängerzone implantiert werden, ohne zuvor Kanäle oder Schnitte in der Haut zu öffnen. Dies entspricht einer minimalinvasiven Behandlung, die das Risiko von Narbenbildung verringert und den Prozess der Verpflanzung zeitlich deutlich verkürzt. Für die Implantation werden spezielle Implantationsinstrumente (»Choi Implanter Pen«) verwendet, die die follikulären Einheiten präzise und individuell in die Kopfhaut einsetzen.

Die DHI-Methode zielt darauf ab, natürliche und ästhetisch ansprechende Ergebnisse zu erzielen, da die Haarfollikel genau an den gewünschten Stellen platziert werden können, vor allem, um dünner behaarte Areale zu verdichten. Die Erfolgsrate der anwachsenden Haare liegt bei beiden Methoden bei bis zu 95 %. Bevor Sie sich zu einer Haartransplantation entschließen, stellen Sie zuerst sicher, ob sich Ihre Kopfhaut in einem 1a-Zustand befindet. Denn erst dann haben Ihre versetzten Haare beste Chancen, sich optimal zu entwickeln. Haben Sie durch meine Methoden des Kopfhautbürstens und der Wahl der richtigen Pflegeprodukte Ihre Kopfhaut in den Griff bekommen? Kopfhautjucken, Entzündungen und Schuppen sind nicht mehr vorhanden? Vielleicht die Kopfhaut schon mit etwas Mesotherapie oder PRP vorbehandelt? Falls ja, können Sie sich sicher sein, dass Ihre transplantierten Haare auch wirklich gut anwachsen.

Haarpigmentierung
Eine alternative Möglichkeit zur Haartransplantation ist die Mikro-Pigmentierung, bei der Haare auf kahle oder lichte Stellen der Kopfhaut tätowiert werden. Dieses Verfahren wird auch als Haartattoo bezeichnet, jedoch unterscheidet es sich von herkömmlichen Tattoos und erfordert spezialisierte Fachleute.

Die Experten für diese Art von Haartattoos haben ursprünglich in der Unfallchirurgie gearbeitet und verwenden spezielle Farben, die der Haut- oder Haarfarbe entsprechen. Mit diesen Farben und speziellen Nadeln werden Gesichtsmerkmale für Menschen wieder hergestellt, die nach Unfällen, Verbrennungen oder Krebsoperationen entstellt wurden. Diese Technik führte zur Entwicklung des Permanent-Make-ups für Frauen und zur Kopfhaut-Mikro-Pigmentierung für Menschen mit Haarausfall. Die Kopfhaut-Mikro-Pigmentierung ist eine medizinische Kunstform, die nur von hochqualifizierten Fachleuten durchgeführt werden darf. Dabei werden über 100 verschiedene Pigmentfarben verwendet, um den Haarton des Patienten genau zu treffen.

Die »Haare« werden in Dreiergruppen mit computergesteuerten Mikronadeln detailgetreu nachgebildet, um einen 3-D-Effekt zu erzielen. Diese Technik ermöglicht das Nachzeichnen von natürlichen Haarlinien oder stark konturierten Linien. Sie kann auch verwendet werden, um die Kopfhaut unter lichtem Haar zu schattieren und so eine dichtere Optik zu erzeugen. Darüber hinaus können Operationsschnittnarben oder nicht verheilte Löcher nach schlechten Haartransplantationen nahezu unsichtbar gemacht werden. Menschen mit totaler Kahlheit können ebenfalls von der Mikro-Pigmentierung profitieren, indem sie vollständig behaarte Kopfhaut und Augenbrauen simuliert. Dieses Verfahren kann dazu beitragen, das Selbstbewusstsein von Betroffenen wieder herzustellen. Im Gegensatz zu einer Haartransplantation ist die Haarpigmentierung nicht dauerhaft. Die Farbpigmente verblassen im Laufe der Zeit, je nach Beschaffenheit und Eigenpigmentierung der Kopfhaut. Um die gewünschte Wirkung aufrechtzuerhalten, muss in regelmäßigen Abständen mit Pigmenten aufgefrischt werden. Nach der Haarpigmentierung ist es wichtig, die Anweisungen des Praktikers zur Nachsorge zu befolgen. Dies kann die Vermeidung von Sonneneinstrahlung, die Verwendung spezieller Pflegeprodukte und das Vermeiden von übermäßigem Reiben oder Kratzen der behandelten Stellen umfassen.

Beim Barte des Mannes – **Haare im Gesicht**

Schönheitsideale für Männer unterliegen ständigen Veränderungen, insbesondere in Bezug auf Frisuren und Bartstile. Kurzes oder langes Haar, glattrasiert oder mit Bart – die Trends ändern sich im Laufe der Zeit. Früher war eine saubere Rasur ein Statussymbol und signalisierte soziale Zugehörigkeit, doch mit der Verfügbarkeit von Rasierapparaten für den Hausgebrauch wurde dieser Unterschied optisch immer weniger relevant.

Bartpflege leicht gemacht

In arabischen Ländern und der Türkei war es schon immer üblich, einen Barbier aufzusuchen, der sich um Haare und Bart kümmert. Die Form und Länge des Bartes oder Schnurrbartes konnte dort den Beruf oder die religiöse Zugehörigkeit eines Mannes anzeigen.

In unseren Breitengraden erlebt der Beruf des Barbiers derzeit eine regelrechte Wiedergeburt. In diesen traditionellen Barbershops, die ausschließlich Männer bedienen, werden meist zwischen rustikalen Antiquitäten und auf alten Frisierstühlen das Frisieren und Rasieren des Bartes und der Haare bis zum Maximum gebracht. Die »neuen« Herrenfriseure tragen oft selbst Bärte, haben auffällige Tattoos und sind modisch up to date, mit Elementen aus dem Holzfällermilieu und Vintagekleidung kombiniert mit modernen Accessoires. Dieser männlich-markante Look wird als »lumbersexuell« bezeichnet. Eine Wortkombination aus dem Englischen lumberjack = Holzfäller und metrosexuell = der moderne gepflegte Mann. Das männlich-verwegene Aussehen wird kombiniert mit Sneakern, Designerbrille und Kopfhörer. Wir sind also wieder beim Bart angekommen, der das letzte Mal sich so in seiner Form in den 1970ern zeigte, bei Hippies oder Bohemiens. Was früher Hippie und »free love« war, ist heute eher Design plus Körperkult. Der lumbersexuelle Hipster lebt. Bartpflege spielt dabei eine sehr wichtige Rolle. Es gibt ein neues Bewusstsein für männliche Pflege, das einen modernen Barbier erfordert, sei es für Hipster,

Outdoor-Enthusiasten oder einfach Männer, die Wert auf ihre Bartpflege legen. Egal, welcher Bartstil bevorzugt wird, es gibt grundlegende Pflegeprinzipien zu beachten.

Die richtigen Werkzeuge

Bartkamm

Zur richtigen Pflege Ihres Bartes brauchen wir, wie beim Haarebürsten, das richtige Werkzeug. Ein schöner Bart will gekämmt oder gebürstet werden, ganz nach Struktur und Dichte. Solch ein Kamm kann aus Holz, Horn oder antistatischem Kunststoff sein, er sollte nur keine spitzen Zinken besitzen, damit Sie Ihre Gesichtshaut darunter nicht verletzen. Je nach Bartstruktur ist ein Kamm mit einem nicht zu engen Abstand der Zinken gut. Ich selbst trage immer einen klappbaren Bartkamm in meiner Hosentasche. Gerade im Winter, wo gerne Schal und Kragen den Bart verformen, kommt dieser Kamm bei mir dann öfter zum Einsatz.

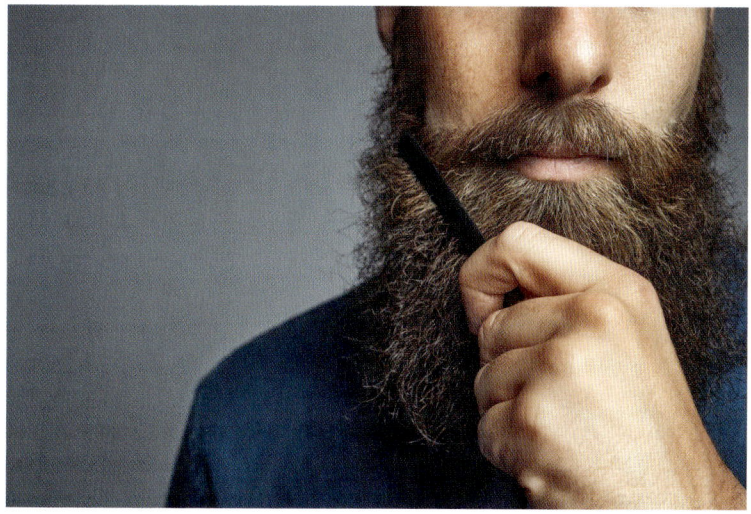

Eine Wohltat: gute Bartpflege

Bartbürste

Eine edel handgefertigte Bartbürste macht sich nicht nur im Badezimmer vor dem Spiegel gut, sondern auch in der Anwendung, um Ihren Bart auf Hochglanz zu striegeln, die Haut darunter zu durchbluten, den Hauttalg und die abgestorbenen Hautzellen zu entfernen. Genau wie beim Kopfhautbürsten wird der fett- und mineralhaltige Hauttalg zur nährenden Kur für die längeren Barthaare. Diese Bartbürste besteht im Bestfall aus Birnbaumholz, weil dieses Holz am wasserabweisendsten ist. Gerne wird von Männern auch der Bürstenkörper aus edlem, dunklem Ebenholz gekauft. Es versteht sich schon fast von selbst, dass die Borsten so fest sein müssen, wie es eben geht, denn die Barthaare sind ja auch eher feste, härtere Haare. Bei einem dichten Bartwuchs hat man mit weichen Borsten keine Chance, bis zur Haut durchzukommen, auch deshalb bitte immer feste Borsten wählen. Bartbürsten sind eher kleiner, handlich, meistens ohne Griff, um gezielt unter dem Gesicht zu stylen. Und auch Bartbürsten sollten regelmäßig gesäubert und gepflegt werden. Am besten waschen Sie Ihre Bürste alle zwei Wochen mit einem milden Geschirrspülmittel aus. Der Bartkamm entfernt dabei hartnäckige Haare aus der Bürste, mit einer kleinen Reinigungsbürste aus Kunstfasern verteilt sich das Shampoo unter fließendem, warmem Wasser, und man entfernt damit hängengebliebene Hautzellen und Talg. Benutzen Sie Produkte wie Bartöl, Wachs oder Pomade, um Ihren Bart zu stylen, sollte die Bartbürste wöchentlich mitgesäubert werden.

Bartwäsche

Wenn Sie sehr cremige, flüssige Speisen zu sich nehmen, versteht es sich schon von selbst, dass der Schnäuzer gewaschen werden muss, genau wie Sie Ihre verschmutzten Haare mit Shampoo waschen. Essensreste und -gerüche gehören einfach nicht in den Bart. Ebenso ist es wichtig, den Bart unter der Haut von alten Zellresten zu peelen. Da die Barthaare meistens härter und dichter sind, halten sich die abgestorbenen Hautzellen eher darunter fest. Ein Peeling gibt ein gutes, frisches Hautgefühl. Ist hier das Milieu tiefengesäubert und dadurch hygienischer, kann sich der Bart besser aufrichten und entfalten. Bürsten Sie dafür vorher mit der Bartbürste Ihren Bart sowie die Haut darunter. Gerne in alle Richtungen striegeln. Jetzt können Sie spezielle biologische Peelingshampoos benutzen. Toll ist dafür auch die marokkanische Tonerde, s. S. 44 f.

Übertreiben Sie bitte nie die Shampoomenge beim Bartwaschen, damit es nicht zu einem Waschekzem kommt, wenn ständig der Säureschutzmantel zerstört wird. Natürlich können Sie Ihren Bart auch nur mit Wasser auswaschen, oft hilft das schon, ihn wieder schön in Form zu bringen. Tupfen und drücken Sie Ihren Bart mit einem Handtuch aus, bitte nicht reiben. Barthaare sind stärker verhornte Haare als die auf Ihrem Kopf. Das Reiben würde die Struktur zu sehr aufrauen und den Bart später zottelig wirken lassen.

Nun kommt es auf Ihr bevorzugtes, persönliches Handling an, wie Sie weiter mit ihm verfahren: Manche Männer kämmen ihn in Form und lassen ihn an der Luft trocknen, während andere ihren Bart lieber föhnen, weil sie das nasse Hautgefühl nicht ertragen können. Alles, was gefällt, ist erlaubt.

Bartstyle – eine Frage des Typs

Die Bartstyles sind vielfältig, aber sollten zum individuellen Typ passen. Das Styling kann dafür schon mal mehr oder weniger aufwändig sein. Idealerweise sollte es mit rein biologischen Produkten umgesetzt werden, aus dem einfachen Grund, die Umwelt und Ihre Gesundheit zu schützen. Bartstylingprodukte sind ja Ihren Augen und Ihrem Mund sehr nahe, und ich denke, dass Sie kein Paraffin, Silikon oder ähnlich Künstliches mitessen oder im Auge ablagern wollen. Styling und gleichzeitige Barthaarpflege gehen super mit Bienenwachs, Sheabutter, Lanolin, Aprikosenkern-, Mandel-, Jojoba-, Argan- oder Kokosnussöl, um nur die wichtigsten sanften Produkte zu nennen. Dazu kommt z. B. der eher männlich-herbe Duft von Zedern,

Zypressen, Zimt, Muskat oder Vanille. Eventuell ist noch zusätzlich Vitamin E enthalten. Das war es schon. Mehr braucht Mann nicht. In der Anfangszeit, während des Bartwachstums, kann es schon mal jucken, da die borstigen Barthaare nicht immer gerade wachsen und die Haut sich erst an die Behaarung gewöhnen muss. Dieses Jucken lässt mit zunehmender Bartlänge nach. Feuchtigkeitsspendende Produkte wie Aloe Vera oder biologisches Bartöl können Abhilfe schaffen. Massieren Sie das Öl in Ihren gewaschenen, trockenen oder leicht feuchten Bart ein, kämmen und formen Sie ihn mit einer Bartbürste. So werden Sie das Jucken los, und Ihr Bart wird mit der Zeit immer schöner und interessanter.

Rasurbrand

Manche Bartträger müssen sich je nach Bartstil öfter die Konturen rasieren. Einige verwenden Trockenrasierer, während andere die Nassrasur bevorzugen. Bei der Nassrasur ist es wichtig, scharfe Klingen zu verwenden, da stumpfe Klingen die Haut irritieren und Rasurbrand verursachen können. Das Einmassieren eines biologischen Rasieröls auf die trockene Haut vor der Rasur hilft, Rasurbrand zu verhindern, indem es eine Schutzschicht zwischen Haut und Rasierklinge bildet. Dies ist besonders bei starkem Bartwuchs ratsam. Minderwertige Klingen bei Nassrasierern erhöhen das Risiko von eingewachsenen Haaren, die zu eitrigen Pusteln und schmerzhaften Knötchen führen können. Das Trockenrasieren ist schonender für die Haut, und für das Wachsenlassen des Bartes ist es eine Möglichkeit, das Problem von eingewachsenen Haaren zu vermeiden. Längere Barthaare führen in der Regel zu weniger eingewachsenen Haaren, während bei kürzerem Barthaar dieses Risiko durchaus besteht.

Bartpilz

Ein juckender Bart kann zu Hautreizungen führen, und bei mangelnder Hygiene besteht das Risiko, eine Pilzinfektion namens Bartflechte zu bekommen. Diese Bartflechte wird durch Dermatophyten, spezielle Fadenpilze, verursacht, die sich von Kohlenhydraten und Keratin ernähren und sich deshalb vorzugsweise auf Haut, Haare und Fingernägel einnisten.

Männer in ländlichen Gebieten, die viel Kontakt zu Tieren haben, die wiederum mit diesem Pilz infiziert sind, haben ein erhöhtes Risiko sich anzustecken. Hygiene ist hier Prävention pur. Auch Orte wie z.B. Fitnessstudios, wo geschwitzt wird, wo Hanteln und Griffe laufend von vielen Trainierenden angefasst werden, können als Übertragungsort für den Pilz dienen. Deshalb sollten Sie sich auch im Fitnessstudio, nach Maschinen- und Hanteltraining, immer die Hände gründlich waschen. Eine Bartflechte äußert sich in juckenden Rötungen, schuppiger Haut und kann zu eitrigen Pusteln und tiefen Haarwurzelentzündungen führen. Wenn Sie vermuten, dass Sie eine Bartflechte haben, sollten Sie schnell ärztliche Hilfe in Anspruch nehmen. Die Behandlung kann die Anwendung von antimykotischen Lotionen, Cremes und Gelen umfassen. Eine frühzeitige Behandlung kann die Ausbreitung der Infektion verhindern. Australisches Teebaumöl kann pur oder verdünnt auf natürliche Weise angewandt werden, um die äußere Infektion zu bekämpfen. Auf Nassrasieren sollten Sie in dieser Zeit gänzlich verzichten und die Klingen des Trockenrasierers nach jeder Rasur desinfizieren. Waschen Sie bitte auch gründlich Ihre Kopfkissen und Handtücher mit häufigem Wechseln während der Zeit der Behandlung, um so eine Rückinfizierung zu vermeiden. Darüber hinaus können die Stärkung Ihres Immunsystems und zusätzlich eine Darmentgiftung oder -sanierung hilfreich sein. Eine gestörte Darmflora bedingt auch ein schwaches Immunsystem. Ein »Leck« (Leacky-Gut-Syndrom) in dieser natürlichen, gutartigen, mikrobakteriellen Besiedlung ist die Eintrittspforte für krankmachende Pilze von außen.

Löcher im Bart – Alopecia areata

Alopecia areata ist eine spezielle Form des Haarausfalls, die sich auf Haar (s. S. 88 ff.) und auf den Bartbereich eines Mannes auswirken kann. Im Bart wird diese Erkrankung oft auch als »Bart-Alopecia areata« oder »Alopecia barbae« bezeichnet. Es handelt sich um eine Autoimmunerkrankung, bei der das Immunsystem gesunde Haarfollikel als fremdartig ansieht und sie angreift, was zu Bartausfall führt.

Ursachen: Die genaue Ursache von Alopecia areata ist aktuell noch nicht vollständig verstanden, aber es wird angenommen, dass genetische Faktoren eine nicht unwesentliche Rolle spielen.

Symptome: Bei Alopecia areata im Bart tritt der Haarausfall in der Regel plötzlich und ohne Vorwarnung auf. Betroffene Männer bemerken oft kreisförmige oder ovale kahle Stellen im Bartbereich. Der Bartausfall kann sehr begrenzt sein oder auch größere Bereiche des Bartes betreffen.

Verlauf: Alopecia areata im Bart kann unterschiedliche Verläufe haben. Bei circa 85 % der Menschen wächst das Haar nach drei bis fünf Monaten von selbst wieder nach, während es bei anderen zu dauerhaftem oder immer wiederkehrendem Haarausfall kommen kann. Der Verlauf ist personenabhängig.

Diagnose: Die Diagnose von Alopecia areata im Bart erfolgt normalerweise durch einen Hautarzt. Der Arzt kann das betroffene Gebiet untersuchen und gegebenenfalls eine Hautbiopsie durchführen, um die Diagnose zu bestätigen.

Behandlung: Es gibt verschiedene Behandlungsmöglichkeiten für Alopecia areata im Bart, aber auch wie bei den Kopfhaaren, keine davon ist DIE hundertprozentig effektive Methode. Cortison, sofort nach Entstehen des Ausfalls auf die kahlen Stellen injiziert, ist die häufigste Anwendung beim Dermatologen.

Psychische Auswirkungen: Haarausfall im Bartbereich kann für viele Männer psychisch belastend sein, da der Bart oft als wichtiger Teil des äußeren Erscheinungsbildes angesehen wird. Eine plötzliche, partnerschaftliche wie auch berufliche Trennung, der Verlust von existenzieller Sicherheit und emotionaler Geborgenheit drücken sich über Alopecia areata gerne aus.

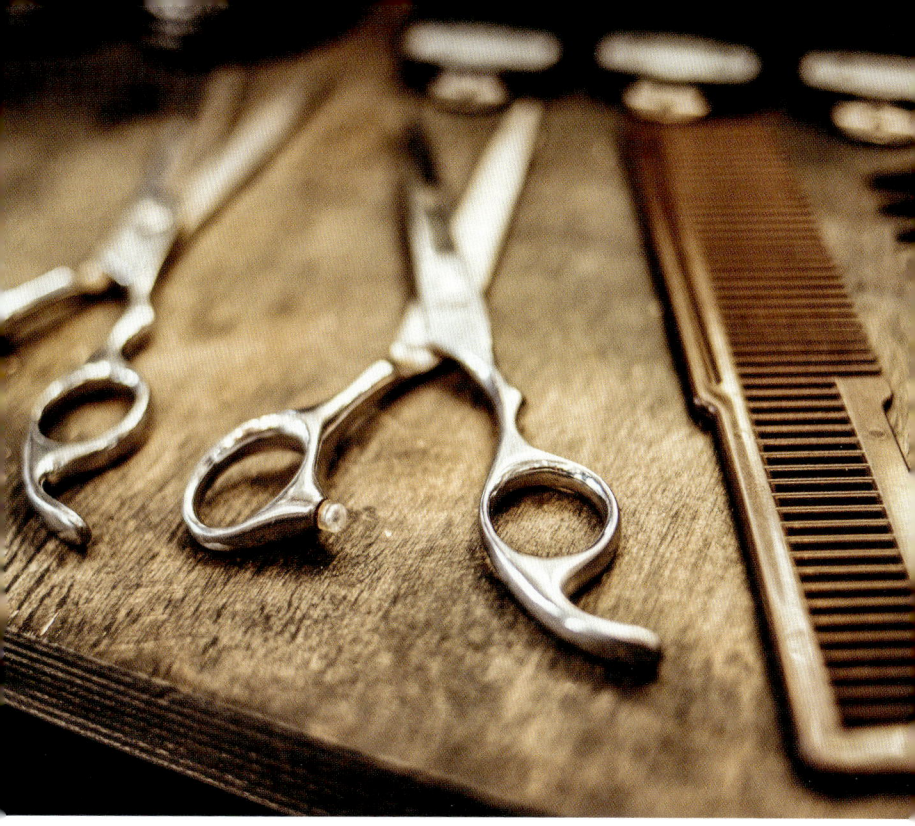

Gute Pflegeutensilien braucht es auch für den Bart.

Vordergründig scheint alles »o.k.« zu sein, jedoch tief im Unterbewusstsein spielt sich eine scheinbar unüberwindbare »Entwurzelung« von der gewohnten Stabilität ab. Der »innere Konflikt« bzw. die Immunschwäche sind nicht mehr von der Hand zu weisen.

Die Behandlungsergebnisse bei Alopecia areata im Bart können variieren, doch gibt es keine garantierte Heilung. Bitte bei den kleinsten Flecken eines Bartausfalls sofort einen Dermatologen aufsuchen, um eine genaue Diagnose zu erhalten und schnell von möglichen Behandlungsoptionen zu erfahren. Mit ein bisschen Glück gehören Sie hoffentlich zu den 85 % der Menschen, wo die Bart- und Kopfhaare auf jeden Fall wieder nachwachsen.

Alles für einen **prächtigen Bart**

Minoxidil

Zu dem meistverwendeten Haarwuchsmittel Minoxidil habe ich mich bereits ausführlich geäußert (s. S. 104). Jedoch gibt es auf YouTube mittlerweile viele Videos, wo junge Männer es zum Anregen des Bartwuchses verwenden. Die Verwendung von Minoxidil zur Förderung des Bartwuchses ist eine sogenannte Off-Label-Anwendung, da das Medikament ursprünglich nicht für diesen Zweck zugelassen wurde. Minoxidil erweitert die Blutgefäße in der Haut und verbessert so die Durchblutung in den Haarfollikeln. Dies kann dazu beitragen, das Wachstum der Barthaare anzuregen.

Die Wirksamkeit von Minoxidil kann von Mann zu Mann variieren. Bei einigen Männern kann es zu einer spürbaren Zunahme des Bartwuchses führen, während bei anderen die Ergebnisse begrenzt sind, da natürlich schlummernde Bartfollikel überhaupt vorhanden sein müssen. Wird Minoxidil abgesetzt, kann es sein, dass der Bartwuchs nach einiger Zeit wieder nachlässt. Wenn Sie sich dazu entscheiden sollten, wird empfohlen, Minoxidil langsam zu reduzieren. Hautreizungen, Juckreiz und trockene Haut können als Nebenwirkungen auftreten. Sollte das passieren, bitte das Medikament sofort absetzen. In seltenen Fällen kann es zu schwerwiegenderen Nebenwirkungen wie Herzproblemen kommen, vor allem, wenn die Lösung in großen Mengen aufgenommen wird.

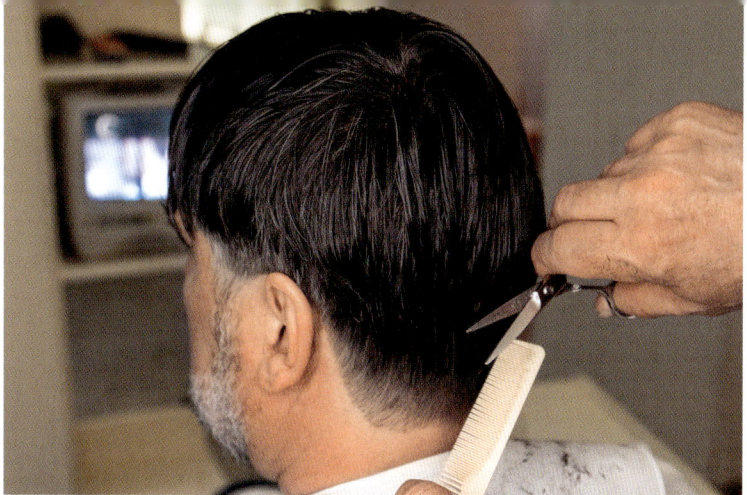

Ein guter Schnitt ist langlebig, dies gilt für Haar und Bart gleichermaßen.

Microneedling

Für Hartgesottene gibt es Microneedling, was die Kollagenproduktion und die Durchblutung in der Haut anregt und zu einer potenziellen Verbesserung des Bartwuchses führen kann. Die winzigen Mikroverletzungen, die durch die Nadeln eines Dermarollers erzeugt werden, sollen den natürlichen Heilungsprozess der Haut aktivieren und somit zellwuchs- bzw. bartwuchsanregend wirken. Mittlerweile wird so eine Behandlung auch gerne mit Minoxidil kombiniert. Um optimale Ergebnisse zu erzielen, muss diese invasive Aktion zweimal pro Woche über einen längeren Zeitraum erfolgen. Dermatologen und medizinische Kosmetiker oder Kosmetikerinnen bieten solche pieksenden Behandlungen an. Jedoch wird von den meisten Anwendern, um den Geldbeutel zu schonen, zu Hause selbst über die Haut gerollt.

Besonders wichtig ist hierbei, die Haut vorher gründlich zu reinigen und sicherzustellen, dass keine Infektionen oder Hauterkrankungen im Behandlungsbereich vorhanden sind. Sollten die Rötungen und Schwellung danach zu stark sein und zu lange anhalten, bitte dringend die Behandlung reduzieren oder gar komplett stoppen. Es versteht sich sicher von selbst, dass der Nadelroller nach jeder Behandlung gereinigt und desinfiziert werden muss.

Expertentipp: den Bart zum **Wachstum anregen**

Geduld ist beim Bartwachstum entscheidend. Wie das Kopfhaar benötigt auch der Bart Zeit, um Länge und Dichte zu erreichen. Im Sommer wächst sowohl der Bart als auch das Kopfhaar oft bis zu 50 % schneller als im Winter. Die Bartdichte, also die Anzahl der Bartfollikel, ist genetisch bedingt und kann nicht beeinflusst werden, aber die Stärke und Fülle des Bartes kann verbessert werden. Die Wachstumsgeschwindigkeit hängt vom Testosterongehalt im Körper ab, den man ankurbeln kann.

Das körpereigene Hormon Testosteron spielt eine vielfältige Rolle im männlichen Körper und hat unterschiedliche Auswirkungen auf verschiedene Gewebe und Funktionen. Die Testosteronproduktion beim Mann beginnt normalerweise in der Pubertät und erreicht ihren Höhepunkt in den späten 20ern. Ab dem Alter von etwa 30 Jahren beginnt die Testosteronproduktion langsam abzunehmen. Dieser natürliche Prozess wird als »Andropause« oder »Late onset Hypogonadism« bezeichnet. Die Abnahme des Testosteronspiegels kann jedoch von Person zu Person variieren und ist von verschiedenen Faktoren wie genetischer Veranlagung, Lebensstil oder auch Gesundheitszustand abhängig. Nicht alle Männer entwickeln im Alter einen niedrigen Testosteronspiegel und nicht jeder erlebt die Auswirkungen in gleichem Maße.

Verschiedene Faktoren spielen jedoch definitiv eine Rolle:
Ausgewogene Ernährung Essen Sie Lebensmittel, die reich an Vitaminen und Mineralstoffen sind, insbesondere Zink und Vitamin D. Diese Nährstoffe sind wichtig für die Produktion von Testosteron und die Bildung der Samenzellen. Gesunde Fette, also mehrfach ungesättigte Fette wie Omega-3-Fettsäuren, erhöhen die Hormonproduktion.

Gewichtsmanagement Übergewicht und Fettleibigkeit können den Testosteronspiegel signifikant senken. Fettzellen speichern Schlackenstoffe, bilden aber durch das Enzym Aromatase auch Östrogene. Je grösser die Fettleibigkeit, desto mehr weibliche Hormone dominieren im Mann. Ein Endokrinologe kann in solchen Fällen über Tests das Hormonungleichgewicht erkennen. Eine gesunde Gewichtsabnahme und regelmäßige körperliche Aktivität können deshalb dazu beitragen, den Testosteronspiegel wieder zu erhöhen. Ist der Testosterongehalt erhöht, hilft das Hormon, mehr Muskelmasse aufzubauen, was zusätzlich hilft, Fettzellen abzubauen, denn mehr Muskeln brauchen mehr Energie.

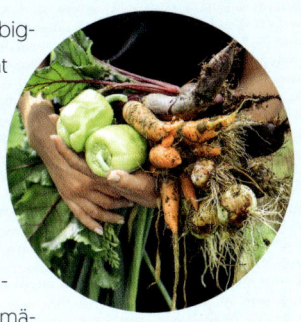

Eine ausgewogene Ernährung hilft dem Körper, gesund zu bleiben.

Stressmanagement Chronischer Stress und die damit erhöhte Cortisolproduktion kann den Testosteronspiegel senken. Stress abzubauen durch mentale und körperliche Entspannungstechniken kann hier Wunder wirken.

Widerstandtraining Krafttraining und Widerstandtraining, wie Gewichtheben, können die Produktion von Testosteron fördern. Nach einem intensiven Krafttraining schießt die Testosteronproduktion in die Höhe. Kontinuierliches Training über Wochen und Monate hinweg kann den Testosteronspiegel insgesamt erhöhen. Integrieren Sie regelmäßige Trainingseinheiten in Ihren Alltag. Sie werden sich grundsätzlich besser fühlen.

Schlaf Ausreichender und qualitativ hochwertiger Schlaf ist wichtig für die Testosteronproduktion und die Ausschüttung der Wachstumshormone! Schlafstörungen oder Schlafmangel können die Produktion und Freisetzung von HGH (das Wachstumshormon) sehr beeinträchtigen. Stellen Sie sicher, dass Sie genügend Schlaf bekommen und verbessern Sie unterstützend Ihre Schlafgewohnheiten.

Kräuterergänzungen Einige pflanzliche Präparate werden traditionell zur Steigerung des Testosteronspiegels verwendet. Dazu gehören beispielsweise:

- **Ashwagandha:** Dieses adaptogene Kraut wird in der ayurvedischen Medizin verwendet und hat möglicherweise positive Auswirkungen auf den Testosteronspiegel und die Fruchtbarkeit.
- **Tribulus terrestris:** Dieses Kraut wird oft als Testosteron-Booster vermarktet, obwohl die wissenschaftlichen Beweise für seine Wirksamkeit widersprüchlich sind.
- **Maca-Wurzel:** Maca wird als Superfood und als natürliches Aphrodisiakum beworben. Einige Studien deuten darauf hin, dass es einen positiven Einfluss auf die sexuelle Funktion und die Fruchtbarkeit haben kann.
- **Yohimbe:** Die Rinde des afrikanischen Baums gilt als Aphrodisiakum, fördert die Libido, die Durchblutung und somit die Erektion beim Mann. Vorsicht mit der Einnahme bei zu hohem Blutdruck!
- **Tongkat Ali:** Dieses Kraut, in einigen Regionen Südostasiens verwendet, wird mit einer potenziellen Steigerung des Testosteronspiegels in Verbindung gebracht.
- **Pinienpollenextrakt:** Diese Pollen beinhalten pflanzliches Testosteron und sollen als Tinktur eingenommen das überschüssige Östrogen beim Mann reduzieren.

Bitte alle diese Ergänzungen nur nach Rücksprache mit einem erfahrenen Arzt oder einem Naturheilkundler einnehmen.

Alkohol reduzieren: Übermäßiger Alkoholkonsum kann den Testosteronspiegel senken. Begrenzen Sie Ihren Alkoholkonsum oder vermeiden Sie ihn am besten, um die Testosteronproduktion zu unterstützen.

Nikotinkonsum reduzieren: Das Rauchen von Zigaretten kann sich ebenfalls negativ auf den Testosteronspiegel auswirken. Wenn Sie Raucher sind, sollten Sie erwägen, das Rauchen aufzugeben.

Eine ausgewogene Ernährung und ein gesunder Lebensstil insgesamt sind entscheidend, um einen gesunden Testosteronspiegel aufrechtzuerhalten.

Barttransplantation

Eine Barttransplantation wird in der Regel von Männern in Anspruch genommen, die Schwierigkeiten haben, einen dichten oder gleichmäßigen Bartwuchs zu entwickeln. Bei diesem chirurgischen Eingriff werden Haare aus dem Hinterkopf entnommen und in den Bartbereich des Patienten transplantiert. Die Verpflanzungsmethode ist die gleiche wie bei einer Haartransplantation (s. S. 109).

Es dauert einige Monate, bis die transplantierten Haare vollständig anwachsen und der gewünschte Bartstil erreicht ist. Interessanterweise verwandeln sich nach dieser Zeit die entnommenen Kopfhaare in richtig kräftige Barthaare, da die umgebende Zellstruktur eine Art Gewebeerinnerung auf die verpflanzten Follikel ausübt. Umgekehrt, also Barthaar zu Kopfhaaren zu machen, funktioniert leider nicht. Wie bei jedem chirurgischen Eingriff gibt es auch bei der Barttransplantation Risiken, z. B. Infektionen, Narbenbildung und möglicherweise unzufriedenstellende ästhetische Ergebnisse. Deshalb ist es ratsam, sich unbedingt an einen erfahrenen Haarchirurgen zu wenden, wo nicht nur das Kopfhaar, sondern der Bart auch zur Expertise zählt.

Alles auf einen Blick: der Mann, sein **Haar**, sein **Bart**

Im Folgenden finden Sie alle Anwendungsrezepte für die Pflege Ihrer Haare, Ihrer Kopfhaut und natürlich Ihres Bartes, die ich empfehle und die ich guten Gewissens vertreten kann. Diese Rezepte basieren auf meiner über 30-jährigen Beobachtung und Erfahrung mit meinen Kunden und ihren Haaren.

Grundlagen zur Pflege

Das regelmäßige Bürsten der Haare, der Kopfhaut und des Bartes bildet die Grundlage für eine verbesserte Durchblutung und Entschlackung des Bindegewebes. Dies ist unabdingbar, damit Ihre Haare gesund wachsen und erhalten bleiben. Die hier aufgeführten Produkte wurden sorgfältig ausgewählt, da sie sich positiv auf die Haarstruktur auswirken und eine gesunde Kopfhaut unterstützen. Sie erfüllen ihre Versprechen und bestehen aus durchdachten, minimalistischen Rezepturen, die aus hochwertigen, nachhaltigen und biologischen Inhaltsstoffen hergestellt sind. Ich habe keinerlei Werbeverträge oder andere Vereinbarungen mit den Herstellern getroffen, sondern empfehle diese Produkte aus Überzeugung. Alle genannten Produkte sind Beispiele, mit denen ich gute Erfahrungen gemacht habe. Sie bekommen weitere Mittel mit den gleichen oder ähnlichen Wirkstoffen auch bei anderen Anbietern.

Die Produkte

Sanoll

Hanf-Shampoo: rückstandsfreie Haarwäsche, super kopfhautverträglich bei allergiegeplagten Anwendern, Haare wirken fester

Naturmolke-Shampoo: schafft Glanz und eine geschlossene Haarstruktur, gut bei trockenen, struppigen Haaren

Brennnessel-Molke-Shampoo: sorgt für Glanz im Haar, wirkt gegen fettige Kopfhaut

pH 7,7-Shampoo: basische Haarwäsche, entsäuert und desinfiziert die Kopfhaut, sprengt Schuppen und Produktablagerungen ab, gegen Kopfhautjucken und starke Fettbildung

Buttermilch-Malve-Pflegespray: schließt sofort die offene Schuppenschicht des Haares, großartig bei gesträhnten oder sonnenausgeblichenen Haaren
Hanf-Aloe-Vera-Haargel: sehr leichtes Bio-Haargel, bildet keine Rückstände

Dea Dia: (nur friseurexklusiv zu kaufen)
Volumi-Shampoo: vegan, die Erdpartikel darin geben feinen Haaren Griffigkeit und Volumen
Normalo-Shampoo: vegan, sehr milde Haarwäsche

Kastenbein & Bosch
Chia-Shampoo: Chiasamenextrakt gibt einen leichten Überzug im Haar, silikonähnliche Wirkung, das Haar kann trotzdem Feuchtigkeit aufnehmen und abgeben, toll auch bei Locken, verträgt sich optimal mit chemisch behandelten Haaren
Chia-Pflegespray 2-Phasen: intensives Pflegespray mit Chiasamenextrakt, schließt sofort die offene Schuppenschicht des Haares, Lockenstrukturen kehren zurück, verträgt sich optimal mit chemisch behandelten Haaren
Chia-Haarcreme: dem Haartalg nachempfunden, umschließt das Haar gerade bei Trockenheit, schützt und pflegt, bringt Lockenstrukturen zurück, ohne zu fetten
Haarwixe: verschiedene Natur-Haarwachse, keine Rückstände beim Auswaschen, ideal für kurze Frisuren, matt bis glänzend

Alva
Tonmineralerde: tensidfreie Wäsche, ideal für Hyperallergiker, als Peeling für Kopfhaut und Haut, gibt Haaren festere Struktur

Maria Pieper
Haar-Stylinggel Starker Halt: sehr starkes, festigendes Bio-Gel, ideal für starke Haare zum Stylen

Haarbalsam Sensitive Care: Haarspülung, auswaschbar ohne Rückstände, macht Haar weder pappig, fettig, noch strähnig

Greenvalley
Spirulina Earthrise: aus Kalifornien oder Tamil Nadu – ca. 2000 Nährstoffe, ca. 70 Prozent pflanzliches Eiweiß, gibt dem Körper sehr schnell Kraft und fördert gleichzeitig die Entgiftung

Dr. Jentschura
Basenbad: basische Entsäuerung, multifunktional anzuwenden

Dr. Hübner
Silicea Balsam: Innerlich angewendet, strukturgebende Bausteine für Haare, Haut, Fingernägel, Knochen und Knorpel, äußerlich auf der Haut: entzündungshemmend bei Allergien, Verbrennungen und Wunden.

Bürsten mit den richtigen Borsten

Bürsten mit Wildschweinborsten sind Problemlöser Nr. 1 in Sachen Haargesundheit. Genau deshalb habe ich eine spezielle Naturhaarbürste entwickelt, die sehr effektiv in der Anwendung ist und dabei perfekt in der Hand liegt.

Bei den Naturhaarbürsten zur Pflege von Haaren sind immer kurze und lange Borsten in den Holzkörper eingezogen. Die langen Wildschweinhaare dringen durch das Haar bis zur Kopfhaut vor, lösen dort Schuppen und Ablagerungen, während die kurzen Borsten diese aufnehmen und aus dem Haar abtransportieren. Wer gut Druck auf der Kopfhaut vertragen kann, dem rate ich immer zur extrafesten Borste, denn damit sind alle Effekte des Bürstens verstärkt. Wer sehr dichtes, festes oder langes Haar besitzt, sollte die Extrafesten sowieso wählen. Glatzenträger wählen die gleich langen, weicheren Borsten, um die empfindliche Haut nicht zu irritieren. Alle anderen kommen mit den normalstarken Bürsten super klar.

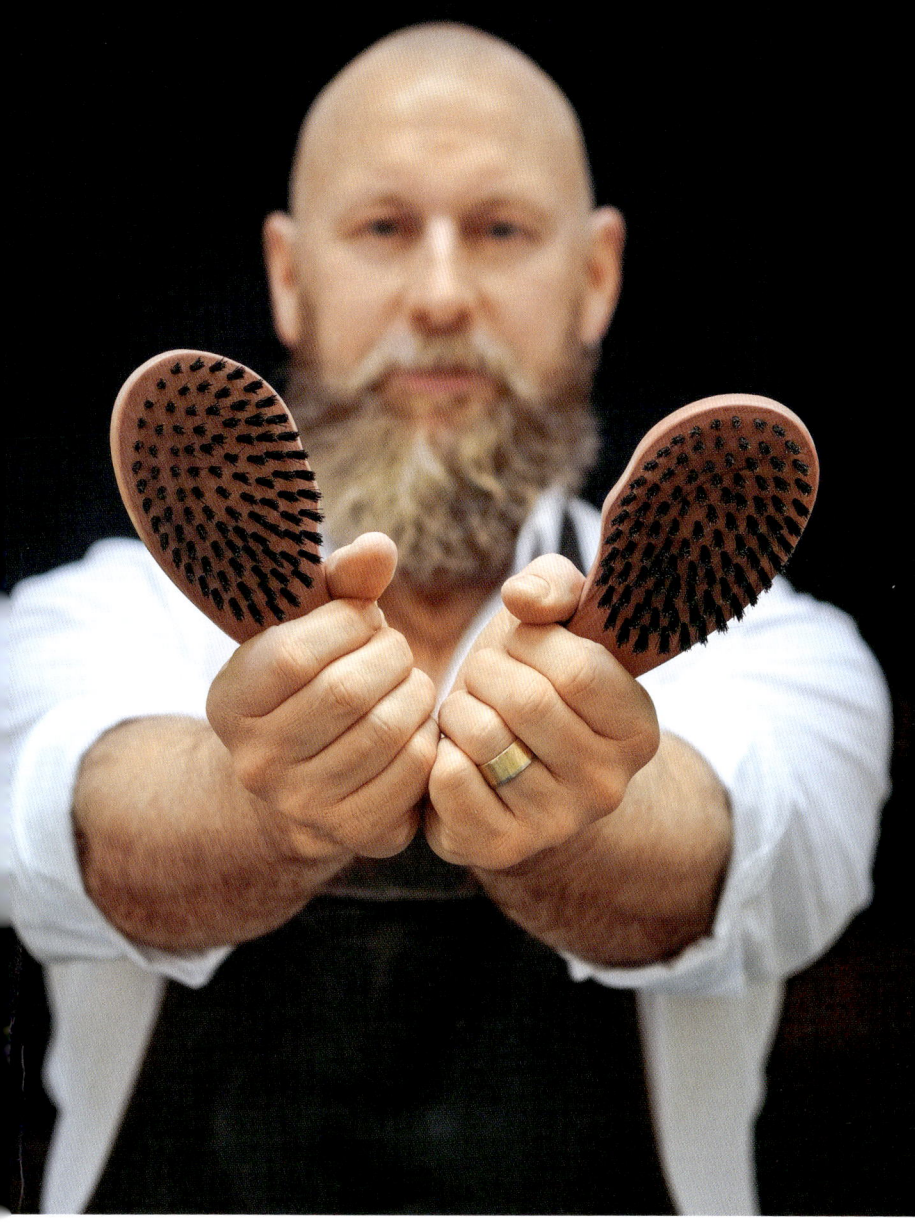
Ich empfehle am liebsten Naturhaarbürsten.

Die richtige
Kopfhautpflege

Kopfhaut ist verspannt oder schlaff
- täglich Kopfhaut bürsten, am besten morgens und abends, anfangs den Druck der Bürste leicht ansetzen, dann mit jedem Tag fester werden, bis es sich auf der Kopfhaut immer angenehmer anfühlt

Kopfhaut ist schlaff und weiß, zu wenig Durchblutung
- zweimal täglich Haarebürsten zur Durchblutung der Kopfhaut

Kopfhaut gerötet, verschlackt oder verspannt
- täglich Haare bürsten zur Durchblutung der Kopfhaut

Kopfhaut ist trocken oder auch allergisch
- täglich Kopfhaut bürsten, am besten morgens und abends
- bisherige Haarpflege- und Stylingprodukte auf Inhaltsstoffe checken, eventuell liegt eine Allergie vor
- waschen mit Tonmineralerde pur zum Anrühren oder mit stark verdünntem Sanoll Hanf-Shampoo (Mischung 1:10) benutzen
- ist die Kopfhaut sehr trocken, eventuell 20 Minuten mit Oliven- oder Nachtkerzenöl vor dem Haarewaschen vorbehandeln
- bei kalkigem Leitungswasser können Sie nach dem Haarewaschen mit etwas Quellwasser (mit oder ohne Kohlensäure) die Kopfhaut und Haare durchspülen und es dann dort belassen

Kopfhaut juckt und brennt
- täglich Kopfhaut bürsten, am besten morgens und abends
- bisherige Haarpflegeprodukte auf Inhaltsstoffe checken, evtl. liegt eine Allergie vor
- die nächsten drei bis fünf Haarwäschen mit Sanoll Shampoo pH 7,7 zur Tiefenreinigung und Entsäuerung der Kopfhaut ausführen
- waschen mit Tonmineralerde pur, zum Anrühren oder fertig aus der Tube
- Spülungen mit Salzwasser
- Lavendelhaarwasser benutzen
- pH-Werte über Urin messen, evtl. liegt eine Übersäuerung vor
- Basenpulver in Wasser aufgelöst morgens und abends trinken

Kopfhaut verschlackt, mit Weiß- und Rosétönung
- Kopfhaut bürsten, am besten morgens und abends
- ist die Gesichtshaut zusätzlich unrein, muss eine Entschlackungskur (Fasten, Darmsanierung, Chlorella-Algen) angewendet werden
- Entschlackungswaschtechnik
- Lymphdrainage

Kopfhaut juckt und schuppt
- tägliches Haarebürsten als Peeling
- Haarbürste danach immer reinigen
- zum Waschen Sanoll Seifenshampoo pH 7,7 verdünnt oder Alva Tonmineralerde anwenden
- Ketoconazol-Shampoo, da eventuell Verdacht auf Kopfhautpilze besteht; um ganz sicher zu sein, sollte ein erfahrener Dermatologe vorher einen Kopfhautabstrich machen
- Teebaumöl-Haarwasser benutzen
- bei Hautpilz Kopfhaut immer trockenföhnen

Kopfhautpilz
- waschen mit Ketoconazol-Shampoo circa drei Wochen lang, dann circa 14 Tage Produktpause und dann noch einmal für zwei Wochen damit waschen
- Haarbürsten und Kämme täglich auswaschen. Kissen, Mützen, Hüte und auch Motorradhelm desinfizieren und mit Hygienespüler waschen oder mit Sagrotan aussprühen. Evtl. während der circa siebenwöchigen »Waschkur« mehrmals desinfizieren.
- auf das Kopfhautbürsten in dieser Zeit verzichten
- als Nachbehandlung oder auch alternativ zum Ketoconazol-Shampoo kann Sanoll Shampoo pH 7,7 verwendet werden; zusätzlich kann je nach Verträglichkeit das 7,7-Shampoo mit 1–3 Tropfen australischem Teebaumöl in der 100-ml-Mixflasche angereichert werden, um den pilztötenden Effekt zu verstärken
- folgende Kräuter können auch helfen, wobei Teebaumöl den stärksten Effekt erzielt: Brennnessel, Wacholder, Rosmarin, Kamille, Lavendel, Birke, Weidenrinde und Schafgarbe
- Kopfhaut immer trockenföhnen
- evtl. mit Naturarzt oder Heilpraktiker Darmsanierung angehen

Kopfhaut riecht
- Verdacht auf ungefährlichen Hefepilz, -keim abklären
- täglich Kopfhaut bürsten, am besten morgens und abends
- mit Sanoll Shampoo pH 7,7 waschen
- Bürsten und Kämme mit Sanoll Shampoo pH 7,7 auswaschen
- Kissen und Mützen mit Hygienespüler waschen
- alternativ: Sanoll Brennnessel-Molke-Shampoo verwenden
- Rosmarin- oder Lavendelhaarwasser anwenden
- Pfefferminzspülungen durchführen
- Essigspülungen anwenden oder Kopfhaut mit Essiglösung einsprühen
- Kopfhaut immer trockenföhnen

Kopfhaut ist fettig
- täglich Haare bürsten, um die Ausscheidung der Kopfhaut anzuregen, bis sich die Fettproduktion langsam verringert
- zum Waschen Sanoll Brennessel-Molke-Shampoo verdünnt anwenden
- bei starker Fettbildung Sanoll Seifenshampoo pH 7,7 verdünnt benutzen
- Bio-Trockenshampoo nur am Ansatz über Nacht einwirken lassen, morgens ausbürsten; ist es sehr staubig, dann unbedingt Haare waschen
- Brennnesselspülungen anwenden
- Rosmarinhaarwasser benutzen
- Pfefferminz- oder Salbeitee als Spülung oder Minzhaarwasser verwenden
- schlechte Fette in Ihrer Ernährung überprüfen und am besten weglassen

Kopfhaut schuppt leicht
- immer zuerst prüfen, ob Produktablagerungen vorliegen
- täglich Haare bürsten als Peeling
- die nächsten drei bis sechs Haarwäschen mit Sanoll Shampoo pH 7,7 zur Tiefenreinigung der Kopfhaut benutzen
- danach Wäsche mit allen Sanoll-Produkten möglich
- Bürste von alten Produktresten durch Auswaschen befreien

Kopfhaut schuppt stärker
- Salzspülung für die Kopfhaut
- Brennnesselsud
- innerlich Entsäuerung, äußerlich Basenbäder
- Nahrungsmittelunverträglichkeiten prüfen

Schuppen, seborrhöisch/fettig
- Kopfhaut bürsten, am besten morgens und abends
- die nächsten drei bis sechs Haarwäschen mit Sanoll Shampoo pH 7,7 zur Tiefenreinigung der Kopfhaut, bei guter Verträglichkeit und kürzerem Haar kann es weiterhin verwendet werden

- Sanoll Hanf- oder Sanoll Brennnessel-Molke-Shampoo
- Essigspülungen, Essigspray, Salzwasserspülungen
- Kamillespülungen nur auf die Kopfhaut (Vorsicht: Kamille bleicht, hellere Haare werden noch blonder, braune Haare rötlicher)
- schlechte Fette in Ihrer Ernährung überprüfen und am besten weglassen

Kopfhaut mit Schuppenflechte
- versuchen Sie täglich vorsichtiges Haarebürsten als Peeling
- kalt gepresste Öle (Olive, Nachtkerze, Jojoba, Weizenkeim) etwa eine halbe Stunde vor dem Haarewaschen auftragen
- vor dem Waschen vorsichtig mit einem feinen Kamm die aufgeweichten Schuppenfelder abheben, evtl. mithilfe von außen
- zum Waschen Sanoll Seifenshampoo ph 7,7 verdünnt benutzen
- bei hoher Empfindlichkeit vorerst nur Tonmineralerde anwenden
- verdünnte Salzspülung für die Kopfhaut, danach Prozedur mit jedem Waschen wiederholen, bis die Kopfhaut komplett frei geworden ist
- langsam morgens und abends fester werdend die Kopfhaut bürsten

Zur Nachbehandlung von Schuppenflechte
- feste Haarbürste morgens und abends anwenden
- mit Tonmineralerde bevorzugt Kopfhaut waschen
- sonst Sanoll Hanf-Shampoo (Mischung 1:10)
- ab und zu mit Sanoll Shampoo pH 7,7 zur Tiefenreinigung und Desinfektion (Mischung 1:10)
- Salzspülungen
- Weißlichtlampen
- basische Fuß- oder Vollbäder zur Entschlackung, geht prima bei einem Besuch im Thermalbad

Zur Entsäuerung von innen ist eine Darmsanierung bei Schuppenflechte immer ratsam, eventuell auch eine Haarmineralanalyse.

Die richtige **Haarpflege**

Haare waschen bei viel Sport
- tägliches Haarewaschen ist kein Problem, wenn das Shampoo sehr mild ist und sehr verdünnt wird. Mit 100-ml-Mixflasche Hanf-Shampoo 1:10 mit warmem Wasser verdünnen. Ist die Kopfhaut noch sauber, aber leicht verschwitzt, kann die Mischung auf 1:20 verdünnt werden.

Stumpfes Haar
- Kopfhaut bürsten, am besten morgens und abends
- waschen mit Sanoll Naturmolke
- Buttermilch-Malven-Spray nach der Haarwäsche auf die feuchten
- Haare sprühen
- bei stark kalkhaltigem Leitungswasser mit etwas Quellwasser (mit oder ohne Kohlensäure) circa 1/4 Liter nach dem Waschen überspülen und dort belassen

Längeres Haar elektrisiert schnell
- Kopfhaut bürsten, am besten morgens und abends
- waschen mit Sanoll Naturmolke- oder Hanf-Shampoo
- Sanoll Hanf-Aloe-Gel
- Kastenbein & Bosch Haarwixe
- Kastenbein & Bosch Chia-Haarcreme

Haar ist fein
- Kopfhaut bürsten, am besten morgens und abends
- waschen mit Sanoll Hanf-Shampoo oder Dea Dia Volumi oder mit Tonmineralerde
- Kieselerde-Gel und Spirulina einnehmen

Haar wirkt strähnig und schlaff
- bisheriges Haarwaschmittel auf Inhaltsstoffe wie Silikone, Polyquaternium, Panthenol etc. prüfen; sollten diese Weichmacher darin enthalten sein, waschen Sie die nächsten drei bis sechs Mal mit Sanoll Shampoo pH 7,7, vertragen Sie es gut, können Sie auch länger damit waschen, sonst wechseln zu Sanoll-Hanf-Shampoo
- täglich Haare bürsten
- Tonmineralerde im Wechsel anwenden
- Spirulina und Kieselerde einnehmen

Haar ist störrisch
- Kopfhaut bürsten, am besten morgens und abends
- waschen mit Sanoll Naturmolke
- Kastenbein & Bosch Chia-Haarcreme oder Haarwixe

Weitere Empfehlungen

Haarmineralanalyse
microtrace.de

Deutsche Gesellschaft für Mesotherapie
mesotherapie.org

Die richtige **Bartpflege**

Rasurbrand und einwachsenden Barthaaren vorbeugen
- vorher Gesicht heiß waschen oder duschen oder Kompressentuch auflegen
- biologisches Rasieröl benutzen
- nur scharfe Rasierklingen verwenden
- Trockenrasur ist grundsätzlich immer zu bevorzugen

Bartwachstum anregen
- Bart jeden Tag intensiv durchbürsten
- hormonunterstützende Nahrungsergänzungen einnehmen
- Zink/Calzium/Vitamin D/Kieselerde-Gel einnehmen
- proteinreiche Ernährung
- Tiefschlaf
- Sport
- Sex

Bad Beard Day
- Bart zuerst intensiv durchbürsten, ob er seine Form wiederfindet
- sonst evtl. waschen und danach in Form kämmen
- Bartöl einmassieren und auch noch einmal kämmen oder bürsten

Harter Bart
- Bart bürsten
- waschen und das Maria-Pieper-Haarbalsam zum Ausspülen verwenden
- Bartöl einmassieren und erneut kämmen oder bürsten

- Kastenbein & Bosch Chia-Haarcreme in den trockenen oder feuchten Bart als Leave-in einmassieren, danach wie gewohnt in Form kämmen

Bart juckt
- Bart kräftig bürsten
- Bart noch etwas länger wachsen lassen
- Peeling mit marokkanischer Erde pur oder fertig aus der Tube
- Aloe-Vera-Saft auftragen für die Haut darunter
- Bartöl einmassieren und noch einmal kämmen oder bürsten
- bei kalkigem Leitungswasser nach dem Bartwaschen mit etwas Quellwasser durchspülen und es dann dort belassen

Schuppen unter dem Bart
- Bart und Haut darunter kräftig bürsten
- Peeling mit marokkanischer Erde pur oder fertig aus der Tube
- evtl. Haut darunter vorher mit Olivenöl einölen

Pilze und Keime unter dem Bart
- auf Bartbürsten zunächst verzichten
- antimykotische Lotionen/Cremes/Gele unter dem Bart auftragen
- Waschungen mit verdünntem australischem Teebaumöl (1–2 Tropfen auf 100 ml Wasser) oder verdünntem Apfelessig (1 EL auf 200 ml Wasser)
- Kamillendampfbäder
- Aloe-Vera-Saft (innerlich/äußerlich)
- Seife mit Teebaumextrakten
- Sanoll Shampoo pH 7,7
- evtl. Bart trockenföhnen
- Hände und Fingernägel immer gut waschen, nur Trockenrasur anwenden
- Rasierklingen desinfizieren, Kopfkissen und Handtücher häufig wechseln
- Darmentgiftung/-aufbau

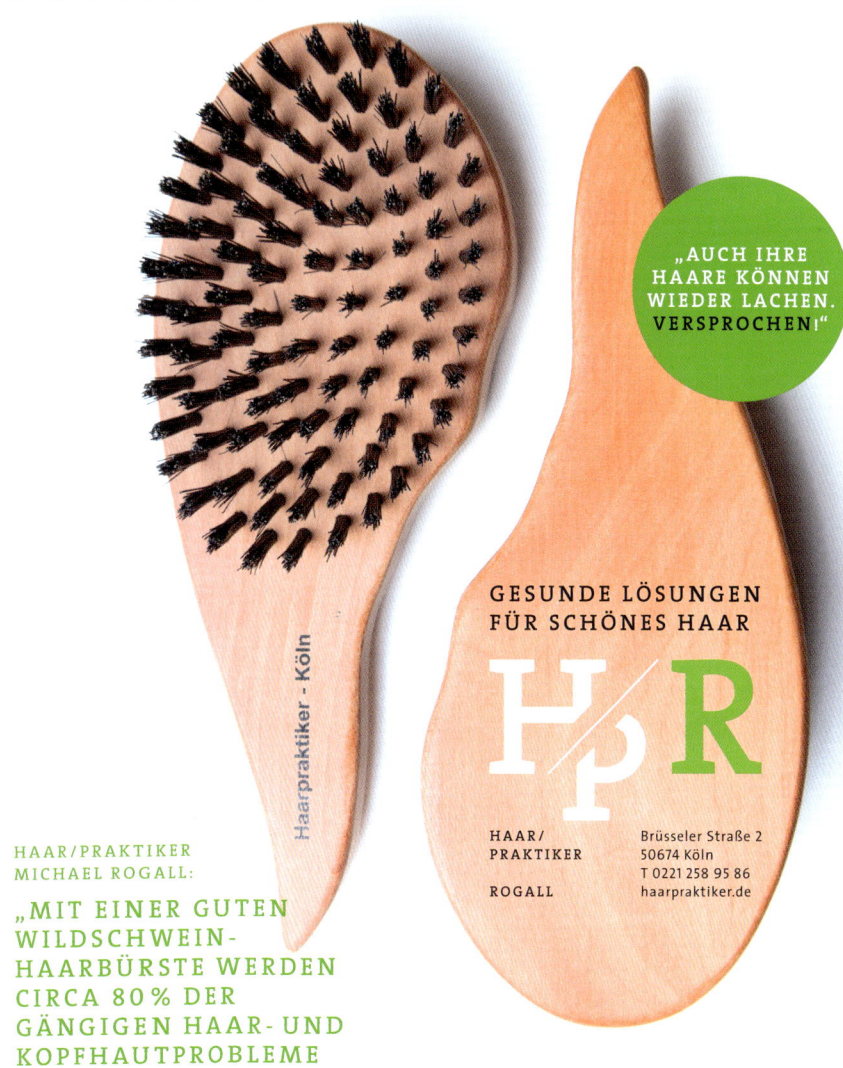

Bildnachweis

Mit 9 Fotos von Nils Peter: S. 7, 10, 12, 16, 33, 58, 103, 125, 135, vordere Innenklappe.

Mit 15 Fotos von Adobe Stock: S. 14 (©New Africa), 23 (©Khryistina), 30 (©fiona_toke), 40 (©Amy Lv), 43, 48, 66 (©Krakenimages.com), 68 (©Tatevosian Erik), 85 (©dachux21), 93 (©Volodymyr), 107, 117 (©Flamingo Images), 123 (©johnalexandr), 127 (©Viktor Pravdica), hintere Innenklappe (©johnalexandr).

Mit 8 Fotos von IStock: S. 26 (©onimate), 35 (©kwanchaichaiudom), 54 (©banusevim), 74 (©PeopleImages), 76 (©AndreyPopov), 79 (©Dr Microbe), 89 (©Ekaterina Ilchenko), 95 (©herkisi).

Mit 2 Fotos von Shutterstock: S. 62, 71 und mit 3 Fotos des Autors: S. 19, 20, 101.

Impressum

Umschlaggestaltung von Gramisci Editorial Design, München / Sandra Gramisci, unter Verwendung eines Motivs von IStock/Flamingolmages

Mit 35 Farbfotos und 1 Farbzeichnung.

Alle Angaben in diesem Buch erfolgen nach bestem Wissen und Gewissen. Sorgfalt bei der Umsetzung ist indes dennoch geboten. Der Verlag und der Autor übernehmen keinerlei Haftung für Personen-, Sach- oder Vermögensschäden, die aus der Anwendung der vorgestellten Materialien, Methoden oder Informationen entstehen könnten. Alle genannten Produkte, Bezugsquellen und Adressen sind Beispiele, mit denen der Autor gute Erfahrungen gemacht hat. Alle genannten Produkte und weitere Mittel sind auch bei anderen Anbietern erhältlich.
Sollte diese Publikation Links auf Webseiten Dritter enthalten, so übernimmt der Verlag für deren Inhalte keine Haftung, da wir uns diese nicht zu eigen machen, sondern lediglich auf deren Stand zum Zeitpunkt der Erstveröffentlichung verweisen.
Im Interesse einer besseren Lesbarkeit wird nicht ausdrücklich in geschlechtsspezifischen Personenbezeichnungen differenziert. Die gewählte männliche Form schließt eine adäquate weibliche Form gleichberechtigt ein.

Unser gesamtes Programm finden Sie unter **kosmos.de/herbig**

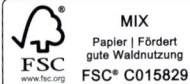

Gedruckt auf chlorfrei gebleichtem Papier

© 2024, herbig in der
Franckh-Kosmos Verlags-GmbH & Co. KG,
Pfizerstraße 5–7, 70184 Stuttgart

Alle Rechte vorbehalten
Wir behalten uns auch die Nutzung von uns veröffentlichter Werke für Text und Data Mining im Sinne von §44b UrhG ausdrücklich vor.

ISBN 978-3-96859-070-7

Projektleitung und Redaktion: Nicole Janke
Lektorat: Ulrike Burgi, Köln
Gestaltungskonzept: bux design, München
Gestaltung und Satz: Reemers Publishing Services GmbH, Krefeld
Produktion: Vanessa Frömmig
Druck und Bindung: Printer Trento

Printed in Italy/Imprimé en Italie